U0208698

瑜伽七部健康密码

张 梅 编著

动作示范 张 璐
摄影摄像 刘中豪

人民体育出版社

图书在版编目（CIP）数据

瑜伽七部健康密码 / 张梅编著. —北京：人民体育出
版社，2020
（运动健康100分）

ISBN 978-7-5009-5492-7

Ⅰ.①瑜… Ⅱ.①张… Ⅲ.①瑜伽-基本知识
Ⅳ.①R161.1

中国版本图书馆CIP数据核字（2019）第274242号

*

人民体育出版社出版发行

北京中科印刷有限公司印刷

新 华 书 店 经 销

*

787×960 16开本 8.25印张 90千字

2020年6月第 1 版 2020年6月第 1 次印刷

印数：1—3,000册

*

ISBN 978-7-5009-5492-7

定价：49.00元

社址：北京市东城区体育馆路 8 号（天坛公园东门）

电话：67151482（发行部） 邮编：100061

传真：67151483 邮购：67118491

网址：www.sportspublish.cn

（购买本社图书，如遇有缺损页可与邮购部联系）

前　言

医院里发生了什么

在我的记忆中，20世纪80年代的整个少年时期也就去过两次医院，一次是二姐家添了个外甥女，还有一次是妈妈的腿刮伤了。那时我所看到的医院冷冷清清，看不到什么病人，也见不到几个医生。到2000年时，因亲戚生病，我去探望，看到医院里已经是人头攒动。

2011年时我收了一个学生，当时她已经查出患有乳腺癌，手术后我去病房看望她时，她向我描述了手术前的过程：手术当天医生通知她自己走路从病房到手术室，到手术室门前一看已有30多名患者在门口等着了。手术时间一到，这些患者排队进入手术室，偌大的手术室像一个厂房，床与床之间只有一个布帘子，每个人先做一个病理切片后，又回到门口等待病理结果，当时的心情可想而知。当病理结果宣告后，只有一位患者是良性肿瘤，剩下的患者需要二次进入手术室进行切除，并且余生要准备好随时与癌症进行抗争。

2015年，癌症也造访了我的家人。那天医院通知我下午一点半去取病理结果，迈进肿瘤医院的我，当时就被病理室窗口前长

1

长的队伍惊呆了，近40分钟的排队时间格外煎熬。轮到我时，我看向病理室的窗户里，所有病人的档案袋静悄悄地围着约20平方米的房间的桌子上排放了一圈，房屋中间两张3米长的桌子上，整整齐齐地摆满了两层架子，我整个人都绝望了，恐惧和害怕瞬间涌上我的心头，这些可都是检查癌症的病例啊！我瞬间理解了医院为什么要划分时间段让患者取病理报告，因为患者太多，分时段可以防止患者等候太久和医院过于拥挤。在20年前，大家都觉得癌症是罕见病，如今肿瘤医院的癌症患者数量就像是得了普通流感的人群一样多。医院越建越大，病人越治越多，科技的进步追不上疾病的速度。

健康的第一杀手——情绪

中医定义人得病的第一原因就是七情过盛，针对这个论证我深有体会，有个学生的母亲检查出得了严重的心脏病，二尖瓣重度关闭不全、三尖瓣轻度反流，通往心脏的三条血管中的一条堵塞90%，糖尿病、高血压、轻微脑梗。医生会诊后决定给阿姨做开胸搭桥手术，不然会随时有生命危险。当她的家人接到了这个恶讯时，如晴天霹雳、惊恐不已，而阿姨本人由于紧张导致全身发暗、面色发黑。对于一位70多岁的老人来说，做胸部大手术是非常危险的。最后阿姨及家人考虑再三，又跟我做了一次深谈，决定不做手术。阿姨的家人说的那些话触动了我：张老师，西医和中医都建议手术，但我母亲和家人都不想做手术，我们全家想请求你陪伴老人三个月的时间来帮她调理身体，最后即使有最坏的结果，我们全家也认了。当时我非常为难，由于我和阿姨的感情很深，甚至经常错叫她"妈妈"，如果接受，第一，我不是医生，害怕耽误了阿姨的病情；第二，如果阿姨出事，我可能要有牢狱之灾；第三，这三个月我要放下近300位学生的课程。可是如果不接受，我又于心不忍。最后在他们全家诚恳的请求下，我斗胆接受了这个方案，离家三个月为阿姨作封闭式的调整。

初始的一个星期，我观察到老人的心态、情绪在某些问题上非常极端，几十年不正确的想法及老伴和家人的宠爱使她变得强势、好胜、自以为是。根据她的这种状况，我每天都会用很长时间和她谈心，让她看清自己。当她自我审视后明白，由于她的这些不良情绪导致她得了如此严重的疾病，并给家人带来担忧时，幡然醒悟，思想与心态发生了极大转变，情绪也渐渐稳定。我通过瑜伽练习和瑜伽饮食不断地为阿姨作调整，十几天后再次检查，所有的指标由重度转成中度，轻度的变为正常了。三个月后，她的心脏问题终于可以免除手术，用于控制病情的七种西药减少到两种；糖尿病也得到控制，不再吃降糖药了。如今，一年多过去了，阿姨的状态非常好，每天过着健康快乐的生活，身体没有任何不适，只要她不再回到之前的不良生活习惯，这样好的身体状况会继续持续。

2018年的春节后，另一位学生的母亲因为春节期间劳累和饮食不规律导致严重胃痛，老人家已经77岁，因为年事已高不愿意去医院，学生便请我去家里帮助劝解。当看到老人被胃痛折磨，我便用了中医的方法给她按摩了缓解胃痛的几个特殊穴位，并艾灸了她的中脘穴，她的胃痛得到了有效缓解，当天就基本不痛了。三天后，学生的母亲因为家庭琐事和老伴发生了口角，一夜未睡，我听说后就非常担心她会因为情绪再度引发胃痛。果不其

3

然，到了第二天上午的11点，阿姨的胃部开始剧烈疼痛，当我赶到时，看到那情形非常揪心，我便赶紧开始用上次的方法帮助阿姨，并劝解阿姨，帮她打开心结、明白道理，告诉她情绪激动是完全可以引起胃病复发的，开始她将信将疑，后来想明白后平静了很多，开始按照我教的方法调节情绪，加上合理饮食和适当的运动，至今没有再犯过胃痛病。

我用心理调整的方法调理了很多学生，还有因情绪导致的抑郁症、肥胖症、不孕症等，当她们的思想转变了，情绪稳定后，她们的身体病症也相对得到改善，在这里就不一一列举了。从这些事例可以证明，情绪的好坏是可以决定身体是否健康的。宇宙有光、暗之分，形成了昼与夜，而掌控昼夜的形体为太阳和月亮，所有生存在宇宙中的生命都不可以违背自然。人被赋予天地之气而生，本身也算是个小天地，所以便有了日出而作、日落而息的规律，天有风雨雷电，人有七情六欲，只要喜、怒、哀、乐之情不太过分，并遵循一定的法则和规律，就能使身心协调，免于因情绪不良造成的疾病。

我们到底需要什么

你身边有没有这样的声音，或者你是不是也这样想的，这几天身体感觉不舒服，心想等忙完这阵子就休息休息，再开始锻炼，可是转眼到年底了，这些计划都没有实行。又或突闻某位精英正值壮年突发疾病或过劳而死，你受到震惊又开始想你的计划，但因为忙或是懒惰就又没实现。人总是觉得自己没事，错认为死亡和疾病都离自己很远，总希望能获得更多的物质和地位的提高，那么你真敢保证你就不是下一位倒下的人吗？倒下后你会后悔吗?

健康是每个人都渴望拥有的最重要的财富,享受生活需要健康的身体做基础。拥有健康就意味着拥有了无限的机会和财富,而失去了健康,美好的生活也就无从谈起。据一项全球性的调查结果表明,全世界有75%的人处于健康和患病之间的过渡状态,世界卫生组织称其为"第三状态",也就是人们常说的亚健康状态。在全国心理健康指导与教育科普研讨会上,有关专家介绍说,中国亚健康人群的比例大约达70%。长久以来,亚健康被人们所忽视,觉得这是习以为常的身体状态。但经研究发现:亚健康或过度疲劳会使机体产生"衰老加速度",对人的身体造成很大的伤害。亚健康的现象普遍存在,是因为现代人一直都处在高度紧张、繁忙的生活状态之中。

随着人类文明的进步和发展,人们在创造丰富物质文明和精神文明的同时,承受着巨大的压力与众多的困扰。巨大的心理压力会带来一系列的问题,如睡眠问题、精神问题等,导致黑眼圈、脱发、头痛、便秘、焦虑,甚至会加速衰老,虽然物质生活相对更加丰富了,可是一些生活方式、饮食方式反而违背自然,越来越缺乏规律。人们往往只注重营养的获取,而忽视身体废物的排除,更加漠视净化身心的方法。实际上,在人们长期摄取的食物中,含有一些较难排除的毒素,它们在体内不断浓缩、累积,最终导致身体的异常状态,致使人们过早地衰老。所以必须清醒地了解我们到底需要什么,生命健康重要?还是名利重要?我们如何才能拥有这一切,这就促使我们去审视自己的思想和生活,认真地寻找一个获得身心健康的最佳生活方法。

运动是最好的药

对于自己的身体，我们都知道些什么呢？意识中的"我"，大多与这个肉身无关。精神的多变和身体的修饰，为形而上的"我"披上某种美丽的光环。身体的状况似乎总是习惯性地被忽略，只有在疼痛时，这个肉身才会突然进入我们的视线，事实上，许多人费尽心思去选择各种补品补养身体，却往往忽略了最简单的方式——运动。

有研究显示，持久性的运动，坚持每天锻炼30～45分钟，保持12周以后，免疫细胞数目会增加，抵抗力也会相应提高。运动量的选择是非常重要的，如果运动量太小，则不足以达到调节免疫功能的效果；运动量过大，又会导致免疫功能的下降，增加上呼吸道等疾病的感染率，甚至可能诱发一些潜在疾病的危险。所以，建议选择运动量适当而且并不剧烈的运动，才能达到很好的锻炼效果。如何科学健身提高免疫力？体育运动专家的建议是：重点选择有氧运动，如健步走、太极拳、八段锦、五禽戏、瑜伽等，都是公认的功效全面、最具人气的有氧运动。经过科学测试，普通的健康人一般经过6至8周的科学锻炼即可见到效果，身体的各项指标也会得到改善；如果能坚持锻炼2个月左右，心肺功能、脉搏、呼吸、体力消耗等身体各项指标即可明显改善，同时，免疫力也会有所提高，肌肉力量和体内脂肪等也随之得到改善。当然，这些改变不仅通过科学测试可以验证，你自己也会确切地体会到身体好的感觉。

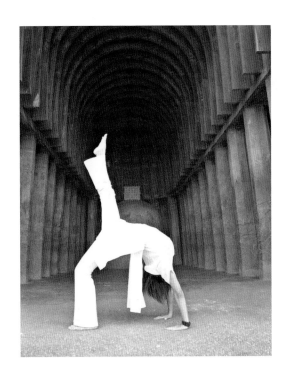

瑜伽——在运动中养生

我是从1991年开始练习瑜伽的，2005年我去印度学习瑜伽时，经历并学习了瑜伽的科学练习方法，拍摄了有关在练习瑜伽时用医学仪器来观测身体状况的照片带回国，并深信瑜伽的运动和养生方法是科学的。我从2003年开始教授瑜伽，至今已经16年，所教授的学生中只要是安全合理进行瑜伽练习的，都或多或少的获得了疗效，那么，瑜伽到底是什么呢？

瑜伽发源于印度河流域时期，是世界上最古老、最神奇的健身术。这种行之有效的古老健身术中蕴藏着许多人生哲理，可以让人们了解生命的真谛，堪称"世界的瑰宝"。历经几千年的传承而越发兴盛的现代瑜伽，经过蓬勃的发展，正逐渐成为提高人们身体素质、摆脱亚健康、放松身体和心灵、延缓衰老的一种有效的健身方法。目前，瑜伽不仅在印度广受好评，也开始被全世界的人们所推崇。医学界早已证实瑜伽可以有效地调节神经系统及内分泌系统，进而从更深层的内因层面上改善人们的健康。瑜伽是一门几乎囊括了所有健康元素的健身方式，可以轻松有效地化解现代人由于重压而带来的各种精神和身体的疾病。经典瑜伽著作《瑜伽经》里对瑜伽的定义为：瑜伽——对心灵变化的抑制。瑜伽是结合修身、修心、修灵的教导体系，是一种健康的生活态度和方式，更是一条通向觉悟之路。

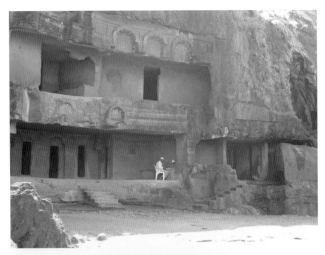

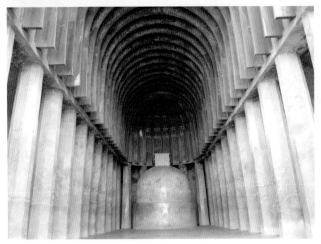

瑜伽——恰到好处的理疗方式

瑜伽并不是一种普通的运动，有人认为其主要作用是健身减肥,这是一种错误认识，其实瑜伽作为运动是次要的，更重要的是其理疗作用。瑜伽的目的就是要维持巩固人体健康机能的高效运转，洁净放松身体所有的器官，消除疾病，保持青春，净化人性的道德精神世界。瑜伽可以说是一种结合物理和精神的自然疗法。

瑜伽是一种理疗，它属于自疗系统。多数疾病、功能的失调均源于不良的生活习惯、不恰当的生活饮食及负面的心理状态等，瑜伽恰好可以通过极其缓慢的身体姿势配合深长的呼吸，达到舒缓调和地平衡体内各个系统，包括呼吸系统、消化系统、泌尿系统、生殖系统、内分泌系统、运动系统、感觉系统及神经系统，提高免疫能力，发挥人体的潜在能力，起到自疗作用。

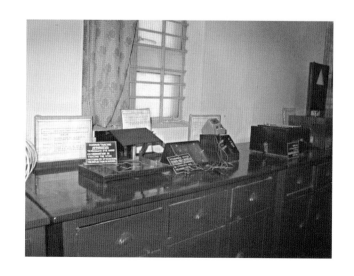

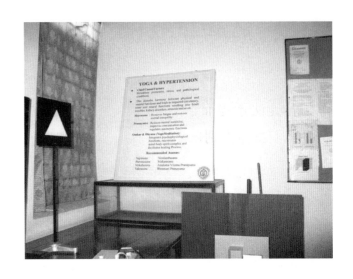

　　瑜伽理疗有着特有的完整体系。它不像普通医疗方法那样需要借助外力（如药物）来进行治疗，瑜伽理疗需要练习者充分了解自己的身体，并关注自己身体细微的变化，运用瑜伽方法循序渐进地提高身体自愈能力，解除病痛。许多患有各种慢性疾病的人，经过长年累月的药物治疗没有达到满意的疗效，因此失去了治愈疾病的信心，也有一大部分慢性病患者，在尝试瑜伽理疗2～3个月后，达到了持久的治疗效果，缓解了自己的顽疾，例如，糖尿病、关节炎、哮喘、胃肠功能紊乱、精神紧张等。

　　瑜伽已经被医学界证明，它的各种习练方法非常有益于人体心理及身体的健康。它可以提高人体心脏运转效率，减缓呼吸频率，强健身体、降低血压、放松身心、减少心理压力、缓解焦虑感、提高精神专注程度，使人进入平和安宁的状态。同时通过不间断地练习，可以提高身体的稳定性与协调能力，有利于睡眠及消化系统。在印度，瑜伽理疗作为医学理疗的辅助手段，应用极为广泛，如可辅助治疗癌症、体虚无力、关节炎、哮喘、背痛、高血压、低血压、支气管炎、咳嗽、便秘、抑郁、糖尿病、头痛、失眠、肾结石、月经不调、肥胖、怀孕早期反应、椎间盘突出等；还可以抑制人们的神经系统，戒掉烟瘾等。现代社会的医疗费用变得越来越高，人们承受着沉重的医疗费用，上百万的人们因为无法承受而放弃医治，而瑜伽并不需要高额的费用，却能帮助我们身体得到恢复。

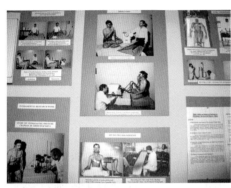
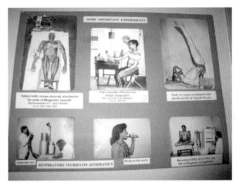
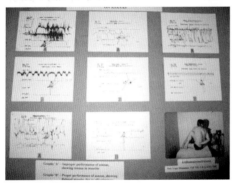
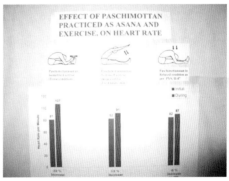

　　瑜伽的理疗作用并不是一下子就能达成的，需要不断地坚持才行。另外，不同的身体状况需要不同的练习方法，系统地、有规律地在瑜伽老师的指导下练习瑜伽体式、冥想，以及养成规律的饮食习惯，这些会帮助人体有效地建立起各个部分的肌肉群，增强腺体、神经功能等。瑜伽帮助我们净化心灵，建立健康积极的生活方式，消除身体和心理上的躁动与不安，达到平和、愉悦的生活状态。

消除压力平静内心

瑜伽的一系列动作能够释放大量的热量，消除肉体和精神上的紧张。通过瑜伽的完全呼吸、打坐和各种体位法调节内分泌系统，有助于消除压力和负面情绪，缓解失眠、健忘、神经衰弱等症状，让你养成良好的生活和健身习惯，使你的身体回复自然平衡状态。

修身养性厚德载物

瑜伽提倡一种健康的生活态度，让你轻松地戒掉吸烟、喝酒这些不良习惯，慢慢养成良好的饮食习惯，形成健康的生活方式。瑜伽哲学相信，通过对身体和呼吸的调节及对大脑和情绪的控制，就能获得真正意义上的健康。

消除杂念摆脱疾病

瑜伽能帮助练习者清除杂乱的思想，去发现内心真正的自我，体会平静、安宁、幸福的感受。同时还能改善睡眠，消除失眠，形成积极健康的生活态度。长期练习瑜伽姿势、调息法及放松法也可预防疾病。练习瑜珈是一个阅读你的身体并与之对话的过程。这个过程会慢慢从混沌变为清澈，甚至充满愉悦和满足感。身体会慢慢爱上它。这个过程一旦开始了就不会结束。而开始时可能是手忙脚乱、令人沮丧的，有些动作看上去简单得不能再简单，但做起来完全不像你想的那样轻而易举。如果你有足够的从容和耐心，情况就会在不知不觉中改变。你的身体将从笨拙、僵硬、脆弱中渐渐变得柔软、流畅、安宁而有力量。练习瑜伽要有耐性，瑜伽需要时间展现绝佳的效果。几个月后，身体器官与腺体的回春会开始发生。

瑜伽七部练习使你健康常驻

瑜伽七部练习，是我经过很多年的教学实践，并结合学员的身体状况反复练习、总结精简的七套动作。这七套动作针对从头到脚的七个身体关键部位专门设计，其中前六套动作不需要瑜伽垫，可以穿鞋在室内或室外练习；第七套是在瑜伽垫上的动作，适合晚上睡前半小时练习。

瑜伽七部练习做起来简单方便，只要每天抽出20分钟坚持练习，身体就会在不知不觉中发生好的变化，并能帮助大家顺利迈入瑜伽世界的大门。

运动是良药，如果你不喜欢练习瑜伽，我们的祖先也给我们留下了太极拳、八段锦、五禽戏等，不管你选择那种运动，只要合理适度，都将有所收获。请记住正确健康的生活是，良好的心情+合理饮食+规律作息+适度工作+适当运动=健康的身体。

我衷心地期望：所有的人们都远离疾病，安享幸福健康的生活。

目　录

练习瑜伽注意事项

1. 如果在室内，要选择一个干燥、通风良好的房间进行瑜伽练习。瑜伽强调呼吸的训练，所以空气新鲜、流通是非常重要的。

2. 练习之前最好保持空腹，至少应在餐后1～2个小时进行，以免胃部负担过重。这是因为瑜伽的动作是以人体的脊柱为中心，进行前后左右的伸展、挤压的练习，过重的胃部负担会让你在练习过程中产生恶心、头痛、胸闷的现象，严重的甚至会出现呕吐，所以保持空腹练习至关重要。如果低血糖或担心过于饥饿，可以在练习前1～2小时食用一些易于消化的流体食物。练习前大量饮水也会造成胃部负担过重，因此也要注意饮水适当。

3. 练习后1小时内不要进食大量食物。因为刚刚练习完之后，我们的肠胃都处于放松休息的状态，立即饮食会造成肠胃负担过重。除此之外，练习后，身体的大部分血液分布于四肢部位，马上吃食物会导致心脏负担增加。其实，这一点和其他运动后不能立即饮食的道理是相同的。即使饥饿难耐，也应该在半小时之后再吃食物。

4. 洗浴、桑拿之后30分钟内不宜做瑜伽。因为洗浴、桑拿使血液循环加快，瑜伽练习也能使血液充分循环，洗浴后马上练习瑜伽，势必增加心脏的负担。

5. 练习之后不要马上洗浴。针对这个问题很多人都会有疑问。其实，即便是一般的健身运动，也应该等到心率恢复正常之后再洗浴。对于传统经典瑜伽而言，练习不是以出汗为目的，而是通过调息、体位的练习，使气血运行得更加通畅。身体温度，特别是皮肤温度的升高，使得汗腺、皮脂腺分泌增加。皮脂与汗液会形成皮脂膜，可以起到非常好的滋养肌肤的作用（这也是瑜伽具有美容护肤功效的原因之一）。立即洗浴则会破坏掉这一有益物质，因此建议不要马上洗浴。

6. 练习时不宜穿紧身的服饰。瑜伽练习时应选择宽松、吸汗透气性良好的衣服，同时要便于身体活动。因为瑜伽练习不同于一般的健身操、形体训练，它是让我们身心放松的运动，过紧的衣服不利于身体放松。可以选择的衣物以纯棉、麻质衣料为佳。上衣可以选择贴身的衣服，以便完成一些翻转类型的动作；下身最好穿着宽松的裤子。

7. 如赤脚练习，场地不宜太硬或太软。最好是用瑜伽垫，或者在地板上铺一块毛毯或大毛巾，以膝关节跪上去不痛为宜。

8. 动作要缓慢，呼吸要深长，呼吸到顶点即可自由呼吸，不要屏气。

9. 一套动作可以每天练习，练习过程中不要勉强，不要急于求成。做任何姿势都要顺其自然，特别是初学者。伸展运动不需屏气，深深地且慢慢地呼吸，气息和运动相配合。虽然在做伸展动作，但应把注意力集中在放松你的整个身体上。最大限度地伸展，保持呼吸；注意放松，不用力。无须匆忙地完成很多动作，伸展力度也并非越大越好。

10. 身体保持正直。没有特别要求的话，头顶（百会穴）、脊椎、腰椎、尾椎、膝后侧、脚跟应该保持在一条垂直于地面的线上。双肩舒张，胸部自然挺起，臀部略收，下巴回收。注意：保持身体挺拔，但千万不要刻意用力收缩身体的任何部位。

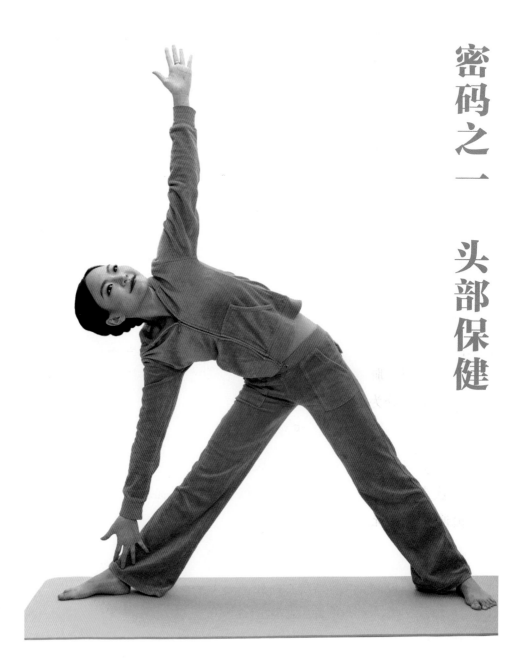

密码之一　头部保健

俗话说，病来如山倒。但其实，很多疾病在突发前都会给你一些讯号，只不过没有引起足够重视罢了。为了防微杜渐，让我们现在就来盘点不同部位身体的讯号，看看它们每时每刻都在诉说着什么。并用瑜伽的方法来改变疾病。

头部是人体颈椎以上的所有器官，由颅和面部两部分组成，包括脑、头发、皮肤、五官（眼、耳、鼻、舌、嘴）。

头痛

头部的疾病最常见的是头痛，很多人为此遭受很大痛苦。头位于人的最高处，与脊椎骨内脊髓相通，是生命的中枢。脑海靠心、肝、脾、肺、贤之精华供养。正常人的头脑清、轻、无异常感觉。头痛分为急性和慢性，与脏腑、经络有关，由内伤、外伤、外感引起，又是许多疾病的症状或遗留症状。

中医按经脉来划分各种头痛病，后头痛包括头后侧痛和颈项痛，症状为发热、恶寒、恶风等，属于太阳膀胱经头痛。缓解方案：疏通太阳膀胱经。

前额头痛，症状为前额痛、眉棱骨痛、眼眶发胀等；属于胃经头痛。缓解方案：疏通阳明胃经，少吃或不吃凉的食物、辛辣食品，不吃冷饮，不宜吃过饱。

两侧头痛，症状为眼睛发花、早起口苦等，属于少阳胆经头痛。缓解方案：疏通少阳胆经，纾解身体紧张状态。

头痛防治小贴士

记头痛日记，保持心情愉快，定期锻炼身体，保持稳定的作息时间，战胜恶习，戒烟酒。

头发

头发健康是身体健康的标志和外在表现。人的身体状况好，头发就会乌黑繁茂、润泽明亮。这个道理有点像植物，土地肥沃，枝叶才能茂盛。头发好，身体就好，所以练习瑜伽对于内环境的调节还能从头发的细微变化中显现出来。头发早白、枯黄、大量脱落，说明身体内部有问题了，必须引起高度重视，及时采取措施。瑜伽的冥想可以帮助你放松精神，加上配合的体式动作，可以避免体内疾患蔓延。头发疾患是许多疾病的重要症状，如人的心、肝、脾、肺、胃、肾部疾病，以及内分泌系统疾病、神经系统病、心理疾病、血液和循环系统疾病、皮肤病等，都会不同程度地反映在头发上。头发是身体状况的晴雨表。如果你的头发"亚健康"，那么头发正在警示你，身体也处于亚健康状态了，必须采取相应的行动。

面部皮肤

身体健康的人，面色红润，表示血气充盈；而身体不适的人，脸色苍白，表示血气虚衰。一般来讲，健康人的面色通常是微黄，显红润而有光泽；不健康的人常常表现出多种异常的脸色，如苍白、潮红、青紫、发黄、黑色等。如果你的面色不正常，那么是进行食疗还是运动，你总要选择一样。而瑜伽为你带来的，则是全方面的伸展动作和饮食调节，为了"面子"，要下功夫哟！不同的面子问题，要寻找适当的解决之道，在练习瑜伽时，应针对性地请教老师或查阅相关书籍。

眼睛

众所周知，眼睛是心灵的窗户，也是透视身体健康的窗口。眼睛是脏腑精气汇集之地，若脏腑虚衰，必影响于眼。相反，眼睛有病也反映了内脏的病变。因此，双目明亮，炯炯有神，是一个健康者的明显特征。在照镜子的时候别忘记仔细观察一下自己的眼睛，看是否存在异常。

鼻子

鼻子大小与呼吸状况大有关系。鼻翼较宽、鼻梁高挺，说明你的呼吸器官发达，能呼吸到足量空气；但在污染严重的地方，你也会吸入过多废气。如果鼻翼较小，表明你的呼吸功能较弱，不透风的地方会让你气短、胸闷。在办公室待一到两小时，就应该去楼梯间或窗边呼吸五分钟新鲜空气，以防缺氧。鼻子是"面诊之王"，中医有"上诊于鼻，下验于腹"的说法，所以鼻子可以反映出内脏健康状况。千万不要忽略了鼻子告诉你的健康密码！呼吸时鼻翼掀动，可能是肺活量太低造成的。可别掉以轻心！肺活量过低将影响你的正常代谢功能。每天练习五分钟腹式呼吸——吸气时鼓起腹部，呼气时缩紧腹部，很快你的肺活量就能提高不少。

嘴

人们一向注重保护自己的嘴唇。细嫩的、敏感的嘴唇不只显示一个人的外貌特点，它还能反映出一个人的身体是健康的，还是有疾病。健康的唇呈淡红色，圆润饱满而不干燥，无溃疡、开裂、疱疹。

唇色过红：如果双唇过于鲜红，可能你正被热症困扰。中医将热症分为实热和虚热，虚热是体内水分减少所引起。当体温上升，身体调节功能减弱，两颊和唇舌会局部变红。多吃新鲜水果、喝大量的水，能帮你化解体内过剩热量，让唇色恢复正常。

嘴角干裂：嘴角刺痛，甚至红肿、干裂，很可能是早期胃炎的预警。当胃壁黏膜处于疲劳状态，会引发内热，导致嘴角红肿，甚至干裂。不过，80%的早期胃炎都能被治愈，建议吃饭时充分咀嚼食物，充分吸收和消化食物。胃壁温度降低后，嘴角红肿很快就会消失。

舌头

舌头都能帮我们做什么呢？品尝好吃的，唱动听的歌，但远远不止这些。仔细看看你的舌头吧，它的某些迹象可能正在提示你，要好好关注身体健康。健康的舌头应该是这样的——舌头本身的颜色要淡红、润泽，舌苔要薄、白，而且均匀。舌头最宽的地方，在伸出嘴巴时，不能超过嘴角的宽度；当然也不能把舌头的过于瘦小看作可爱。舌头伸出嘴巴，感觉不能太干燥，也不能湿淋淋的。

耳朵

耳的功能靠精、髓、气、血的充养，尤其与肾关系密切。肾气充足，则听觉灵敏。耳的疾患多与肾有关，也和心、肝、脾等脏器有关。手太阳小肠经、足太阳膀胱经、手少阳三焦经、足少阳胆经、足阳明胃经等经脉均循行于耳。通过经络联系，全身脏器及肢体的生理、病理状态均可在耳部反映出来，故耳廓有与全身脏器及肢体相对应的反应点，即耳穴。通过耳穴可以诊治多种疾病。

放松思想　放松大脑

懂得放松让人生更加进退自如。人人都希望能过上轻松安逸的生活，但是放眼望去，谁又能做到真正活得轻松自在呢？在自己眼里别人总是比自己轻松，在别人眼里自己总比别人轻松。所以我们必须努力使自己学会：改变能改变的，接受不能改变的；记住该记住的，忘记该忘记的。这样我们才能给自己一个轻松的脑空间。

睡眠——放松头部

人的一生中有1/3的时间都是在睡眠中度过的。在睡眠状态中，人体的神经系统、消化系统、内分泌系统都能得到很好的休息，从而使白天工作中消耗的体力恢复。然而事实上，有很大一部分人都存在失眠或是浅睡眠的状况。要知道，睡眠本应该是一种很好的享受，但对于难以入睡的失眠者来说，睡觉成了一场几乎无法忍受的拉锯战。

据睡眠专家研究发现，失眠不仅会降低人的智力，影响人的日常生活，长期睡眠不足还容易使人体免疫力极度下降。如果一个人经常失眠或是有睡眠障碍，不但很容易透支自己的健康，同时还容易出现"睡眠赤字"，加快人体的衰老速度，从而缩短人的寿命。俗话说："每天睡得好，八十不见老"。我们要想拥有优质的睡眠，就要放松心态，养成良好的睡眠习惯。

怎样拥有优质的睡眠？

让床的功能单一化。很多人习惯在床上进行与睡觉无关的事情，比如，在床上看电视、吃零食等，这是对睡眠很不利的行为。因为在床上做这些事会使人的情绪兴奋，淡化睡眠意识。长期如此，会破坏人的生活习惯，扰乱人的生物钟。坚持每天晚饭后散步半小时以上，可以促进睡眠。不要在晚上八点以后吃不好消化的食物，不要在睡前喝咖啡、浓茶等刺激性饮料，避免因多次起夜或神经兴奋而影响睡眠。睡前洗个温水澡，最好用浴缸浸泡，或者用热水泡泡脚。不要躺在床上看动作片或者恐怖片，不要在睡觉前的一小时考虑你的种种问题，不要躺在床上时又开始胡思乱想，这样当你想入睡的时候你的思维就不会再游移。如果你睡不着，那就听听舒缓轻柔的音乐，或者看看不太刺激的书、报，找人聊聊你的烦心事，不要把它们积压在心里。躺在床上做几次深呼吸，想象美好、平静的画面，保持轻松、宁静的心情。

头部的瑜伽练习

头部瑜伽练习可以有效疏通头部经络的堵塞，改善头部健康，增强头部及五官功能。减轻抑郁情绪，改善睡眠，并减轻和改善双下巴，拉长颈部，消除颈纹，使颈部变得修长紧致。当身体做到位时，大量的血液会涌向头部，促进头部的血液循环，起到肌肤美容的特效；有效防止脸部肌肉下垂，延缓衰老；缓解压力，使人变得精力充沛、容光焕发。

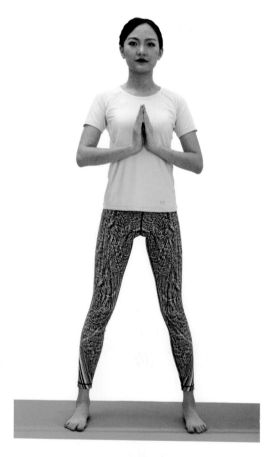

【做法】

1. 两脚分开，略比肩宽，脚尖向前，双手合掌，屈膝下蹲。两肘抵住两膝内侧，前臂与地面平行，上仰下巴。保持1分钟。

提示：做不到位的可以将手扶住双脚脚尖，上仰下巴。

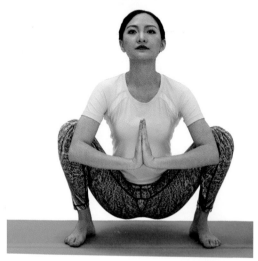

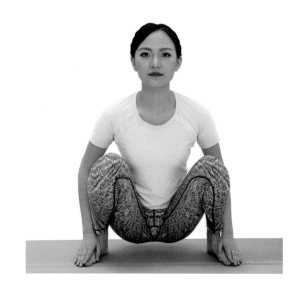

2.用双手手指扶住脚尖（或鞋尖）。深深吸气，呼气的同时低下头，并慢慢伸直两腿，臀部朝上。

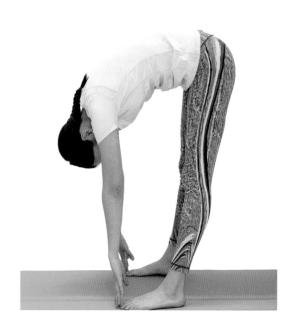

3. 保持这个姿势，自然呼吸约30秒钟。吸气后屏气，回复蹲下的姿势，还原到初始状态。

4. 重复3次上述蹲起的动作，最后保持在低头、两腿伸直、臀部朝上的姿势30秒，再微屈双膝，双手在胸前合掌，大腿用力，慢慢起身站立，双手放于体侧，放松。

【注意】

1. 蹲起的过程要慢，应观察两膝和头部的感觉，如出现膝痛或头晕，应停止练习。

2. 高血压、晕眩症、腰椎间盘突出者及月经期请勿练习此式。

扫描上方二维码，
可观看动作视频。

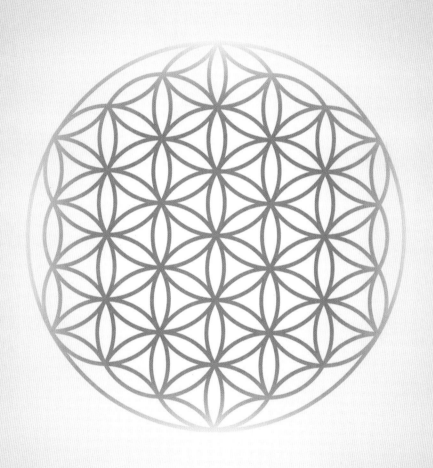

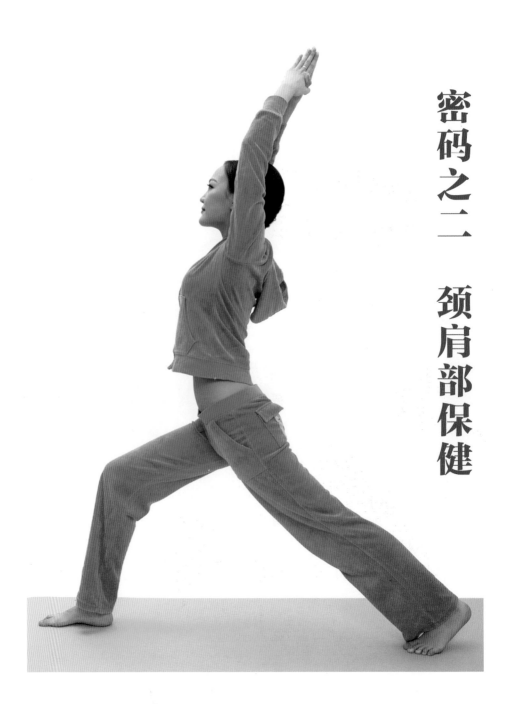

密码之二　颈肩部保健

颈部是头部与躯干的连接部位，内有食道、气管、咽喉、血管、神经、淋巴结等。颈椎是人体中相对灵活的区域，通过特定的关节结构支持头部的灵活运动。肩关节是人体最灵活的一个关节，但也是稳固性最差的一个关节。肩关节周围的肌肉、肌腱、关节囊等软组织发生炎症，导致肩关节疼痛、活动受限等表现，称为肩周炎。经常参加运动锻炼，有助于增强颈肩部的血液循环和关节周围肌肉的力量，使颈肩部的关节更灵活且稳固。

肩颈病

颈肩综合征，是颈部、肩部，以至臂肘的肌筋并联发生酸软、痹痛、乏力感及功能障碍的病症。本症多于肩周炎基础上累积演进形成，好发于中老年人，以女性的发病率较高。尚缺乏特效治疗，故病程迁延，是常见的难治病之一。

颈椎病的原因有很多，如长时间面对电脑、长时间看手机、颈部受风、劳损、心情紧张等。颈椎病会引起身体的很多不适，如头痛、目眩、恶心、烦躁等，其中颈背僵硬是很常见的职业病，容易专注于事物的人是典型"僵硬症"的患者。

肩膀僵硬是不容忽视的症状，事实上受害而感到痛苦的，不仅仅是肩膀，更连带头部、背部也感到不适。肩膀僵硬的原因有很多，当身体某部分有疾病，肩及头的肌肉紧张，就产生了肩膀僵硬的症状。胃肠、肺、肝脏、眼睛、鼻、耳朵、牙齿的异常，或者高血压、动脉硬化的人，都很容易有肩膀僵硬的症状。若长时间感到肩膀僵硬，提示可能是患了某种病症。

手

拥有美丽的手不仅为我们的外表加分，通过观察手指的各种状态，还可以了解我们身体的状况。指甲是人体健康的晴雨表，正常的指甲，红润含蓄，坚韧而呈现弧形，平滑而有光泽，指甲根部的甲半月呈灰白色。如果指甲形状和颜色变异，表明人体可能患上了某种疾病。

手脚冰凉不完全是外部温度的原因，它与人的心血管系统有很大的关系，因为血液是由心脏发出，携带氧到全身各部位,氧经过燃烧后,才能产生热能。手脚处于这一循环的末梢，如果心血管系统功能较弱，就容易通过手脚的温度反映出来。要改善手脚冰凉，着力使自己心脏更强大、提升血红蛋白和红细胞含量，以及清除血管中的阻塞，都是有必要考虑的。平常久坐或工作中长时间站立不动的人，应当有意识地让自己多些走动，多做手脚和腰部的局部运动，伸伸腿、弯弯腰等，可促进血液循环。练习相应的瑜伽体位法，也可从根本上改善循环功能，从而改善手脚冰凉的症状。

肩颈部的瑜伽练习

肩颈部的瑜伽练习能很好地疏通颈部和肩部的经络堵塞，防止和改善颈椎病、肩周炎，促进颈动脉循环，给头部和面部更多的血液供应；能放松双肩，改善双臂的血液循环；能灵活指关节，疏通心经和肺经，对心脏病和肺病患者有益。

【做法】

1. 保持站立、两脚分开、与肩同宽的姿势不变，脚趾向前和脚跟在一条直线上，微屈双膝，收臀肌，松腰沉胯，也可以舒适地跪坐或坐在凳子上。在练习整套动作时，始终保持脊柱尽量向上伸展，臀肌收紧。

2. 双手十指交叉，翻转掌心向上，两臂向上抬起，上臂贴近双耳，眼睛可以平视，低头但不要用力。保持30秒，自然呼吸。

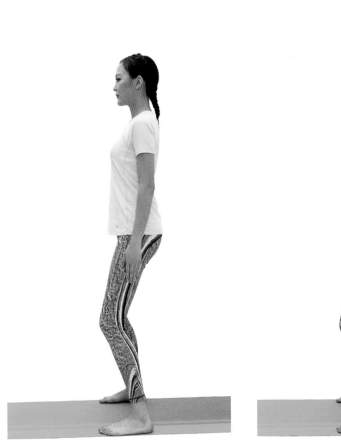
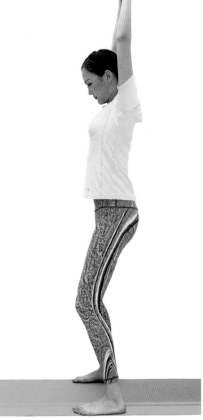

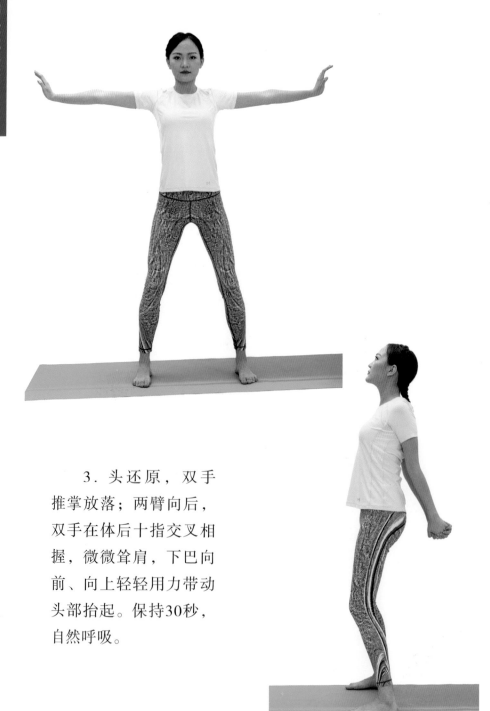

3．头还原，双手推掌放落；两臂向后，双手在体后十指交叉相握，微微耸肩，下巴向前、向上轻轻用力带动头部抬起。保持30秒，自然呼吸。

4. 头还原，松开双手回到体侧，双手五指张开向下伸展，两肩下沉，头向左侧弯，左耳靠近左肩，不耸肩。自然呼吸，保持30秒，换另一侧保持同样的时间后还原。

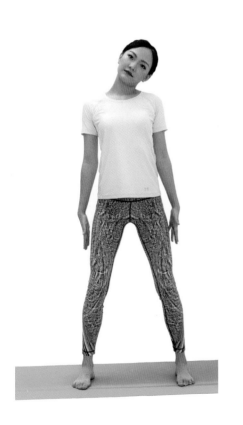
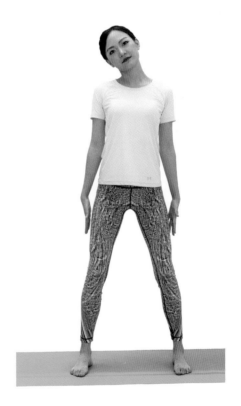

5. 身体不动，呼气时，头水平向左后方转。保持30秒后，再转向另一侧，保持同样的时间后，头慢慢回正。

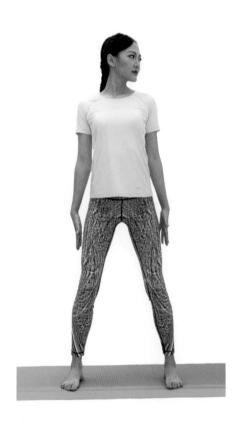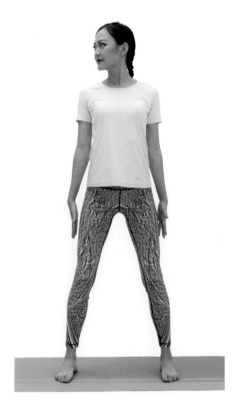

6. 两臂前平举，掌心向下，手指成虎爪状，然后四个手指向内、大拇指包在外侧，紧紧地握住，再迅速地把五指打开，并用力伸展手指。反复做10次。

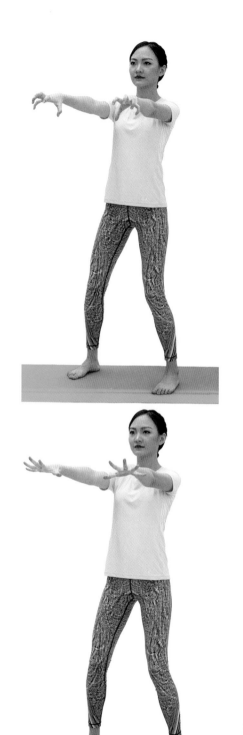

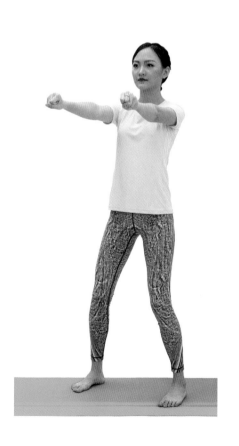

7. 两臂前平举，翻转掌心向上，弯曲双肘，手指触肩，保持上臂与肩平行。吸气，双肘由上向后，使手背在颈后相触，呼气，两臂由下向前，使双肘在体前相触，此为一圈，正转10圈，再反转同样的圈数后，两臂前平举。

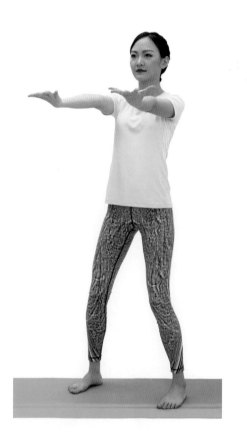
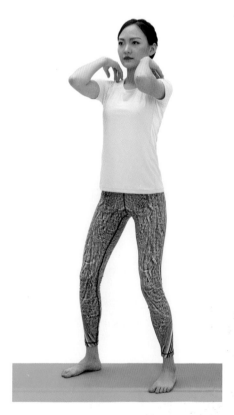

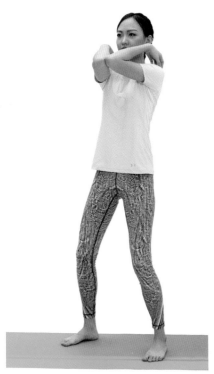
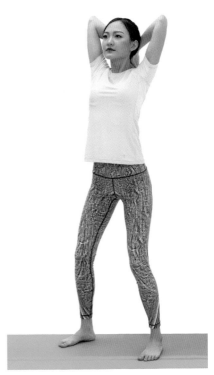
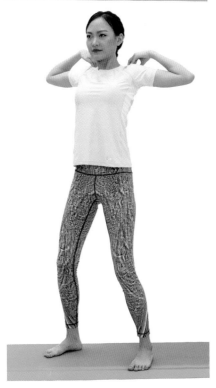
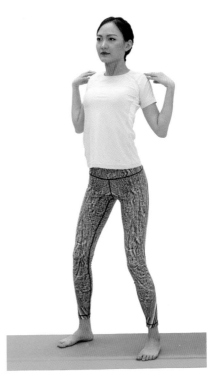

25

8. 保持两臂前平举，掌心相对，向外反转手掌至手背相对、小指向上。右手手腕压在左手手腕上，双手十指交叉相握，保持双手不要分开，并向下、向内、再向上、向前转动，最后两臂伸直，保持1分30秒，慢慢收回，松开双手。再换相反方向练习后，两臂放回体侧。

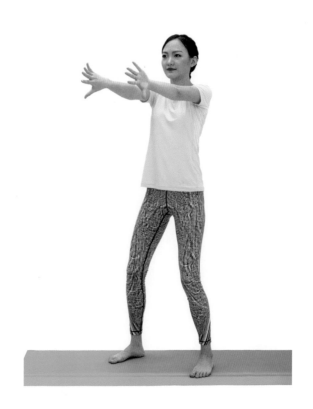

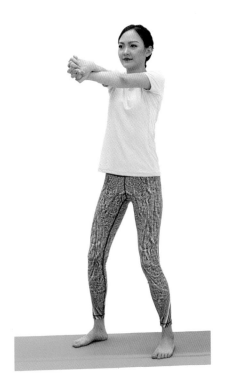
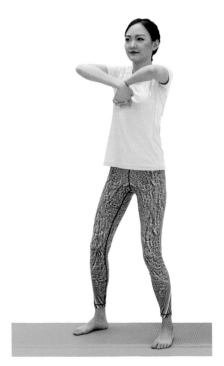
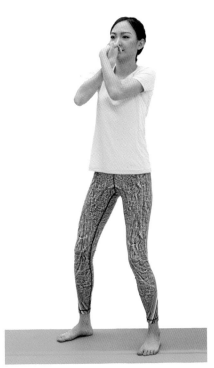
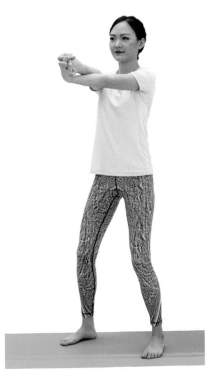

27

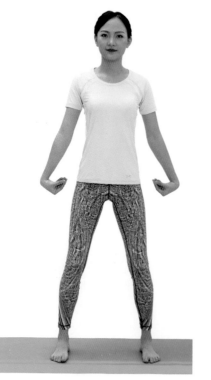

9. 吸气时，双手五指相触，手指向前臂内侧用力勾，让五指触向前臂，两臂由体侧慢慢向上抬起，直到手背在头顶上侧相触。

呼气时，双手掌心向上推，手指尖相对，然后两掌向两侧推，掌根向两侧用力，慢慢向下放落两臂，直至垂于体侧。伸直双膝，彻底放松1分钟。

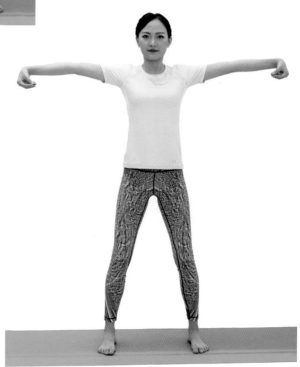

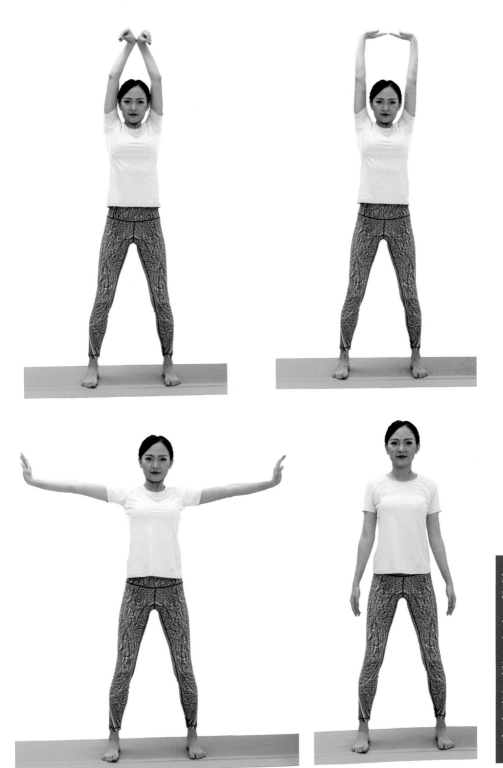

【注意】

1. 如果做不到位，只要能做到自己的最大程度，就是很好的练习，身体同样会得到改善。

2. 由于颈部较为柔弱，整个动作过程中，颈部都不要过于用力，防止颈部受伤。

扫描上方二维码，

可观看动作视频。

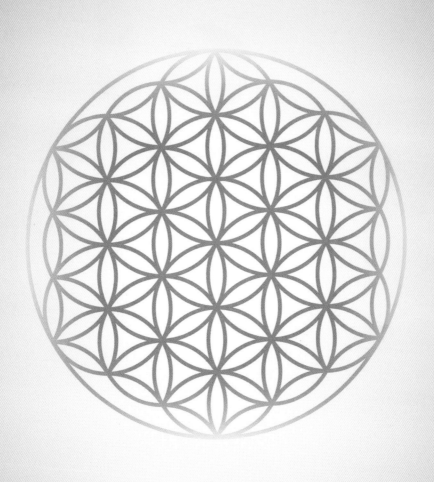

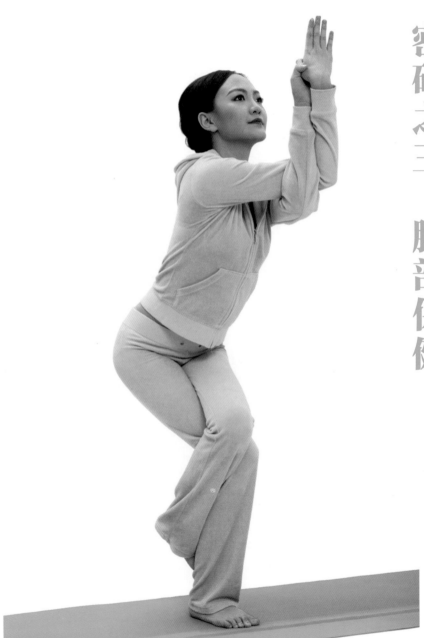

密码之三 胸部保健

胸的上界为颈部下界，下界为骨性胸廓下口，是人体第二大体腔局部。胸腔是由胸骨、胸椎和肋骨围成的空腔，上部与颈部相连，下部有横膈膜和腹腔隔开。心、肺等器官都在胸腔内。胸部的肉体几乎是脂肪为主，除脂肪外，胸部最大的成分是乳腺。

乳房

正常男女双侧乳房外形、大小一般为对称性，双侧乳房外形明显不对称或一侧位置高、另一侧位置低，或一侧大、另一侧小，或一侧隆起、另一侧扁平，或一侧有乳房、乳头、另一侧无乳房、无乳头等，均属异常情况。多数情况下，乳房有疾患的一侧偏大，如炎症、肿块等；两侧乳房皆肿大，常见于两侧性乳房炎症、脓肿，或见于乳汁淤积症。乳腺癌患者出现病理性溢液，是早期发现患病的重要症状。

乳头改变：乳头下面或附近的肿块可导致乳头凹陷或抬高，或偏向一侧，发现两侧乳头不在同一水平线上。

湿疹样改变：乳头及乳晕有湿疹样改变，甚至结痂、溃烂。尤其是病理证实乳管内有活跃的乳头状瘤者，也易患乳腺癌。

外形轮廓变化：不同的人在不同的时期，其正常乳房的外形虽然形态多样，但其轮廓始终浑圆，无论从任何角度观察其外缘曲线，总是保持光滑平整。如果这种几何曲线和外形轮廓的任何一处出现缺损或隆起，都说明该处乳房内可能有病变。

除此之外，乳房双侧虽然对称，外形相似，但双侧乳头均小而扁平；或乳房组织不发育，乳房小而扁平；或双侧乳房均异常肥大，甚至下垂到耻骨联合部等，均属不正常的情况。

经常按摩乳房、不吃含有激素的食物、做扩展胸部的动作、保持心情舒畅，都是有益于乳房健康的方法。

心脏

一切生命活动的动力过程归为心，心脏的主要功能是为血液流动提供动力，把血液运行至身体各个部位。人类的心脏位于胸腔中部偏左下方，横膈之上，两肺间而偏左；体积约相当于一个拳头大小，重量约250克；外形像个桃子。女性的心脏通常要比男性的体积小且重量轻。

心脏出现问题后的警示：呼吸会不顺畅，胸口闷或刺痛感，刺痛的时间是短暂的，一次发作几秒钟，最多一分钟。严重时会从前胸痛到后背膏肓、肩胛的地方，发作间隔时间越短，病情越严重。

心脏疾病没有单一的特异症状，只是某些症状能提示心脏病存在的可能性，心脏疾病症状还包括胸痛、气促、乏力、心悸(常提示心跳减慢、增快或不规则)、头晕目眩、晕厥等。然而，出现这些症状并非必然存在心脏病。例如，胸痛可能提示心脏病，但也可发生在呼吸系统疾病和胃肠道疾病。但当这几种症状出现时，请警惕心脏病。

防止心脏病的方法

控制体重、戒烟、戒酒、改善生活环境、合理饮食、适量运动，养成健康的生活习惯、心情愉快，避免情绪激动和过度劳累。

抑郁

抑郁指的是一种以心情低落为主的精神状态。抑郁会引起心脏不好，亲人病故、心理受挫折、工作压力太大等，均可导致抑郁。中医把抑郁归为心火过旺、心血不足的现象，是胃经和肾经这两条经脉不通的病症。从胃经的角度描述抑郁症的症状非常有趣，叫"病至则恶人与火，闻木声则惕然而惊，心欲动，独闭户塞牖而处"，意思就是说患病的人特别不愿意与外界接触，害怕光亮，听到拍桌子的声音都会害怕，成天到晚心慌慌的，回到家就拉上帘子、关上门窗，喜欢在昏暗的环境下生活。经过适当的治疗或调理，大部分患者是可以走出抑郁的。

转换心境轻松生活

心是所有情绪的主人，悲、忧、喜、怒、惊则动心，心动则五脏动，若要养生，先要养心；若要养心，先要养静。心念越少，情绪则越稳定，正视自己，不用对生活负全责。

人们总是缺乏安全感，总觉得必须要做点什么或必须要做到好，才能应对未知的变化。这样就容易处在一种焦虑状态中，所以我们首先要学会承认一个事实，即人生本来就不安全。你的生活并不会因为你多一分担心，就会少一些变数，你也没有那么大的责任和能耐去改变世界的运行规律。你只要做好、做到你该做的。因此，我们要放下压力，轻松生活。正视失去，缺乏安全感其实是种放大心理，把自己的负担放大，把后果的痛苦放大，所以没有安全感的人对"失去"看得格外沉重。赶快从牛角尖里出来吧，没有什么是固定属于谁的，财富、地位、权势和情感无一例外。唯一属于我们的是自己的感知和经验，或许可以说"人生唯一的安全感，来自于对人生不安全感的充分体验"。

生活在别处，安稳在心中，真正的安全感只可能来自一个地方，那就是我们的内心。有安全感的人不一定占据着社会上最稳固的资源，但一定占据了这样的天赋——不在乎有的，不惦记没有的，不害怕失去的，不追求强扭的。觉得什么都是自己的，万一什么都不是了也无所谓。对得到适可而止，对失去心无畏惧。

针对以上问题建议常吃一些具有清热、利湿、养阴作用的食物，如薏米、绿豆、红小豆、冬瓜、黄瓜、苦瓜、油麦菜、黄花菜、芹菜、胡萝卜、西红柿、山药、西瓜等。

肺

一切生命活动的传送过程归位于肺，肺有分叶，左二右三，共五叶。肺经肺系（指气管、支气管等）与喉、鼻相连，故称喉为肺之门户，鼻为肺之外窍。肺位于胸腔，在人体腑脏中位置最高，故称为华盖，因肺叶娇嫩又称为"娇脏"。肺为藏魄之处，主气、主宣发和肃降，主通调水道，手太阴肺经与手阳明大肠经相互络属于肺与大肠，故肺与大肠相表里。

肺脏常见疾病：感染性肺部疾病、大气污染和吸烟有关的肺部疾病、职业有关的肺部疾病（从事某些职业时，吸入有害的粉尘、烟雾或毒物引起肺部损害）、与免疫有关的肺部疾病、遗传有关的肺部疾病，还有肺部肿瘤（分为良性、恶性两大类）。肺部常见的恶性肿瘤为原发性支气管肺癌（简称肺癌）约占肺部肿瘤的90%。其次为肺转移性癌，多来源于泌尿生殖器官、胃肠、甲状腺、乳腺等。近年来肺癌的发病率、死亡率都有明显上升的趋势。

肺的天敌——悲忧

肺在志为悲，忧是悲忧，这类情志与肺的功能有关。悲和忧的情志变化虽略有不同，但对人体生理活动大致相同，而悲和忧同属肺志。如若这种情志过激，主要消耗的是肺气，会造成呼吸气短不足的现象，肺脏对外界的抵抗力将会变差。反之，在肺虚或肺脏出现问题时也容易产生悲忧的情绪变化。

饮食应以温润平补，少辛增酸为原则，建议适量食用蜂蜜、芝麻、核桃、糯米、甘蔗汁等温润作用的食物，以起到滋阴养血、润肺的效果；吃雪梨、柚子、柑橘、山楂、苹果、葡萄等酸味的、新鲜应季的水果，以补充人体因风燥损失的津液，防止皮肤干燥缺水；多吃块茎蔬菜如山药、莲藕、白萝卜等。

胸部的瑜伽练习

胸部的瑜伽练习使横膈膜得到伸展，整个呼吸系统都得到了舒展，呼吸变得顺畅，心情变得平静；整个胸腔充分地扩张，大量血液涌向胸部，使人变得精力充沛，心情豁然开阔。当身体扩张时，肝经的伸展刺激到期门穴，改善乳腺增生，防止各种乳房疾病。这套动作能促进心脏的血液循环，增强肺活量，并使脊柱的神经和血管获得更多的血液供应；使颌部、颈部、喉部、胸部、腹部和两腿都得到了锻炼和加强；还能改善胸腺的活动平衡，使呼吸功能增强。

【做法】

1. 保持站立，两脚分开，与肩同宽，脚趾向前，与脚跟在一条直线上，收臀肌，松腰沉胯，也可以舒适地跪坐或坐在凳子上。在练习整套动作时，始终保持脊柱尽量向上伸展，臀肌收紧。

2. 双手体前十指交叉，翻转掌心向下。

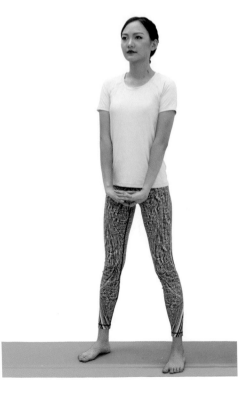

3. 弓背含胸，收腹部，并将肺部的气体彻底呼出后，边吸气边将两臂向上抬起，并尽量拉向耳后，肩胛骨向后收紧，胸部向前推出，腋窝打开。注意：臀部始终是收紧的，腰椎没有任何的压力。

4. 呼气时两臂还原，身体回到弓背含胸收腹的状态。此为一组，连续做20组。练习过程中，注意力始终集中在整个胸腔。

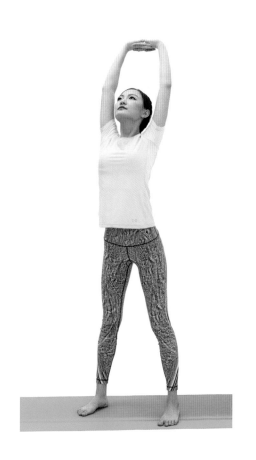
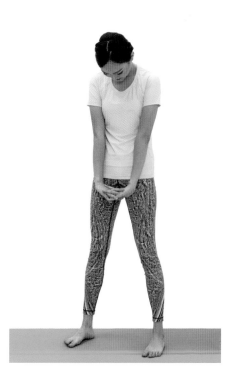

5. 两臂回到体前，与肩平行，十指交叉向前抬起，向外推掌。

6. 弓背、含胸、收腹、低头，并将肺部的气体彻底呼出后，边吸气边将双手松开，抬头、扩胸、推掌，两臂向后，双手在背后握住，两臂尽量抬高，肩胛骨向后收紧，胸部向前推出，头慢慢后仰。

提示：臀部始终是收紧的，腰椎没有任何的压力。

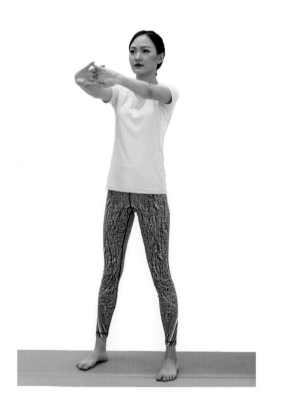
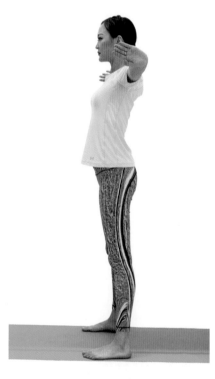

7. 呼气时两臂还原，身体回到弓背、含胸、收腹、低头的状态，此为一组，连续做20组后，两臂放于体侧，放松1分钟。练习过程中，注意力始终集中在整个胸腔。

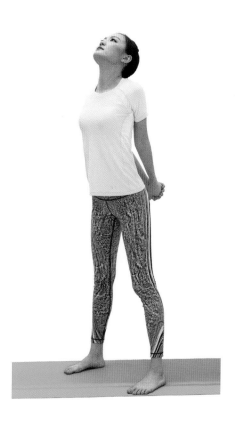

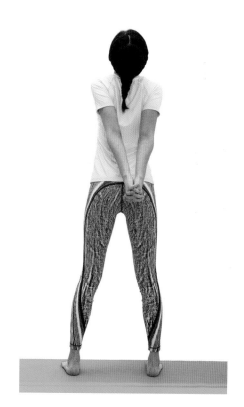

扫描上方二维码，
可观看动作视频。

密码之三　胸部保健

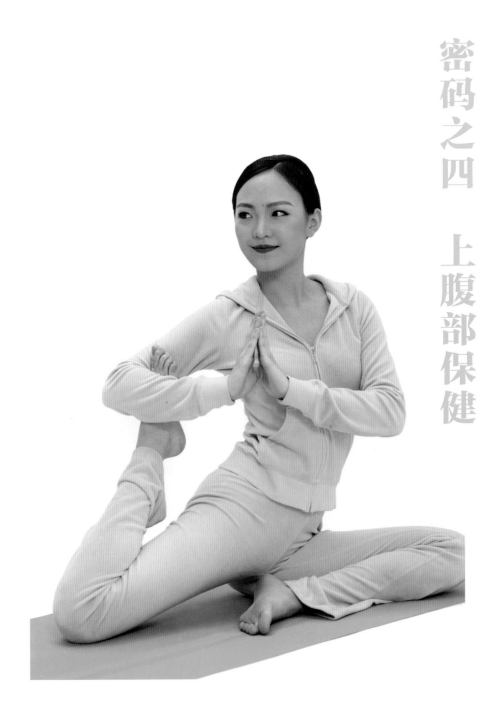

为了方便瑜伽的练习，我们将腹部以肚脐为标准分为上腹部和下腹部，上腹部主要有脾脏、胃、肝脏、胆囊等内脏器官。

脾

一切生命活动的演变过程归为脾，脾脏是人体最大的免疫器官，位于左上腹，位于中焦，在左横膈之下，中医因解剖条件的限制，把难以观察的胰腺归为脾的附属器官，故中医上的"脾"应包括现代解剖学中的胰腺。

脾乃后天之本，统摄血液在脉管中运行，主运化，足太阴脾经和足明阳胃经相互络属，脾和胃相表里。如果脾脏一旦出现问题，就会导致脾脏的功能出现异常。脾为气血生化之源，出现问题后会造成其他脏腑组织无法及时得到营养，而引起一系列身体脏腑的失调现象。脾的运化能力下降，会导致食物残渣在体内堆积，引起肥胖，从而加重肝脏、心脏的负担。同时也会让湿气入侵，影响肠胃的功能。另外，脾统血功能下降会导致一些慢性出血的症状发生，如月经过多、出血不止、大便干燥、便秘或大便溏泄、食欲减退、消化能力变差、体力逐渐减弱而变得虚胖或肌肉消瘦，经常感觉口干、口苦，容易鼻塞、流鼻涕，总感觉身体不舒服，甚至面部长出色斑、长期咽部不适，双肩同时感觉不舒服且脖子僵硬。

胃

胃，居于横膈膜下侧，腹腔上部，上接食道，下通小肠。胃又称胃脘，胃为水谷之海，六腑之大源，五味之口藏于胃，养五脏之气，五脏六腑之气味皆出于胃。胃是五脏之本，胃不实则诸脉弱，五味入胃，各归所喜，苦先入心、甘先入脾、辛先入肺、咸先入肾、酸先入肝，久而增气，过而伤气，应当做到饮食有节，以防病从口入。上腹部容易出现胀痛，原因复杂，发病原因可见脾胃虚弱、肾阳虚衰、肝气乘脾、肠络瘀滞等，常伴有恶心、食欲不振等症状，总的来说与脾胃相关。脾胃为后天之本，所以此症大多是后天原因所致，加强自我调节、重视自我养生是关键。

一个人过度思虑会伤脾。脾怕寒凉，如果经常吃一些凉食或天气寒凉的时候不注意脾胃部的保暖工作，就会导致整体功能的下降，使得阴寒凝滞胃腑，而导致脾虚胃寒，使得脾胃功能同时受损。久坐伤脾，脾主肌肉，因此，"久坐伤肉"。过饱伤脾，按时吃三餐有利于脾胃功能的正常运行。

养护脾胃——瑜伽断食偶尔可为

从1989年开始，我就每年不间断地进行定期断食。2005年，我到印度学习期间，系统地学习了瑜伽断食，回国后我便开始带领学生每年定期进行瑜伽断食，直到现在，约有上千名学生跟我进行过瑜伽断食。

采用科学、安全、合理的方法进行断食，对身体是非常有益的。我简单地分享一下我的断食经历，2013年我做过最长的一次断食是14天，因为我有严重的胆囊炎，所以在断食的第五天出现肝区痛，忍了一天就渐渐好转了。当时我断食的目的是，想通过断食来改善痔疮的流血状况，因为我患有痔疮并时常流血。经过14天的断食，痔疮确实得到了改善，但并没有治愈。

断食的反应和效果也是因人而异的，平时身体较好的学生在断食时反应比较正常，身体有问题的学生在断食时因为身体病症的原因而反应各有不同，最典型的一位学生，据她说从她开始来月经起，每次月经都会伴有剧烈的头痛，非常痛苦。2017年她第一次跟我一起进行为期三天的断食时，正赶上月经期，断食的第二天，她头痛欲裂、面色暗黄、不愿睁眼、全身无力、额头出汗。当时她的感觉是这次的头痛胜过以往，但她还是坚持了下来，完成了瑜伽断食。断食后的第28天又到了她的月经期，谁都没有想到的事情发生了，她的头居然没有痛，自此以后她的经期头痛再也没有患过。还有低血糖的、胃病的、习惯性皮肤过敏的、肥胖的，最神奇的是几年都怀孕不成功的学生，都通过断食获得了好的效果。请注意断食虽好，但不能包治百病，它可以作为养生保健的一种辅助方法，另外如果想做断食，还应该在有经验的老师带领下进行，以防发生危险。

断食就是一段时间内不吃食物。当人或动物在生病或情绪低落、痛苦时，往往会失去食欲，这是因为身体不愿意再制造废物、累赘物及酸毒物等病原物质所产生的防御反应，也是生物界自然疗法的一种本能。我们经常会打扫房间，清除废物和堆积的垃圾；我们也会定期清洁自己的身体和头发、衣物等，以保持干净和整洁，可是我们却很少想到清洁自己身体内部。瑜伽断食有利于清洁我们体内的垃圾。公元4世纪，西方著名医学家希波克拉底就提出了"饱食促老、少食延寿"的观点，这种观点后来被现代医学所证实。适度断食防止衰老的机制是这样发挥作用的：当人们中止了正常的饮食之后，机体就会寻找体内的储备物质。这样的储备物质非常多，即脂肪组织，血管壁上、内部血管上和关节上的各种层生物和赘生物。由于机体可以通过自调系统镜像调节，所以断食之后，它首先就把那些对于生命力无益的东西（染病或者虚弱的细胞和组织，它们已经失去了积极的活力）拿来作为食物。同时，饥饿还可以调动机体的自身能力。因此，通过一系列正确的断食之后，人会变得健康、精干，实际上是恢复了青春活力。通过合理的断食，可以高效、安全、快速地释放埋藏在人体深处的毒素，并且使身体各器官得以充分休养，整个身心焕然一新。因此，断食是防治现代病的一剂灵丹妙药，也是一种全新的生活方式。

断食法在瑜伽体系中具有十分重要的地位，瑜伽的断食法经过长期改进，能把断食产生的各种心理、生理反应控制在最小范围，是一种方便、安全而又自在的断食法。在断食过程中可以进食少量蔬果汁或米汤，以维持体内正常的代谢活动。因此，断食法对现代人是非常实用的，与作为"苦行"的绝食有着本质的区别，可以被视为一种科学的养生法。只要持之以恒地加以实践，健康与体能情况自然会有飞速的提高。

断食的作用

断食可使心智清醒、感官更敏锐，增强记忆力。清除阻塞大脑的有毒废物；空的肠胃不再把大量的血液引来做消化之用，因此大脑能获得更多的新鲜血液。身体内的毒素是造成疾病的主要原因。定期的断食可使消化系统在休息的同时进行必要的清洁，也就是我们所提倡的排毒。断食可使皮肤更光滑，眼睛更加清澈明亮。同时，断食还可以燃烧多余的脂肪，减轻体重。

断食的时间

断食的时间有长有短，对于大多数人来说，在没有专人指导的情形下，只适合在周末做短期的断食，如12小时、24小时、36小时。这个时间长度一般人都可接受，而且对工作和学习不会有太大影响，因此值得推荐。至于每月断食的具体日期，最好在月圆、月缺的前3天左右，即农历的11日及26日前后两天。因为据科学家观察，满月、新月这两天，通常是大潮的日子，太阳、月球等星体对地球的引力较强，对人体也会产生较大的影响力，会干扰大脑的正常功能，使人变得情绪异常浮躁，这种情绪的扰动开始于新月、满月的前3天，因此，必须在月亮影响我们的身心之前实行断食，以抑制一些反应，有助于人们控制心智及情绪。

密码之四　上腹部保健

断食后的复食

断食结束时，如果按压腹部的任何地方，都没有丝毫疼痛的感觉，那就表明达到了排出肠内宿便这一大目标。但是，这并不意味着整个断食过程的结束，因为断食的效果往往在断食后2至3个月才能显现出来。断食使脏器得到了积极的休息，而一旦恢复进食，食欲往往会十分旺盛。对意志最大的考验不是在断食中，而是在复食中。如果复食阶段做得好，会有事半功倍的效果。若复食时意志失控，为了满足食欲而大吃大喝，那么断食不但没有好的效果，而且还会带来负面影响。复食的分量应慢慢增加，第一，复食应从多汁的水果、蔬菜，如草莓、番茄等开始；第二，复食及之后的两天里，应在此基础上，选择一些清淡、易消化的食物，如煮熟的青菜、米粥等，让身体逐渐适应。

断食期间的注意事项

瑜伽断食法不是让人在断食期间只睡觉，什么事也不做，而是必须要运动；最好是练习瑜伽体式，特别是进行强壮腹肌、背肌、腰肌及促进排便的体式练习，这样才能获得良好的断食效果。断食时要讲究个人卫生。通过断食，体内的毒素从体表不断发散出来，所以应进行多次温水浴，绝对不能用热水，也不要用肥皂。断食时，血液集中于头部，五官变得敏锐，因此不要从事刺激感官的活动。可以读一些优美的散文或随笔，并进行瑜伽调息法和冥想的练习。应该把断食看作自我改造的一个机会，努力培养自省的好习惯。断食期间应严格禁酒、禁烟、禁欲。避免一切有刺激性的、味浓的和太冷、太热的食物。

肝脏

一切生命活动的调控过程归为肝，肝脏，位于上腹部，横膈之下腹腔的右上方，右肋内侧。肝脏是身体内以代谢功能为主的器官，并在身体里面起着去氧化、储存肝糖、分泌性蛋白质的合成等作用。肝脏也制造消化系统中的胆汁。肝为魂之处，肝储血，净化血液，主筋、主疏泄，足厥阴肝经和足少阳胆经相互络属于肝胆之间，肝与胆互为表里。常见的肝脏疾病包括乙肝、甲肝、丙肝、肝硬化、脂肪肝、肝癌、酒精肝等，由于肝病是一种常见的危害性极大的疾病，应以积极预防为主。

肝脏疾病的临床表现多种多样，特别重要的有黄疸、胆汁淤积、肝大、门静脉高压、腹水、肝性脑病和肝衰竭。医生进行肝脏疾病诊断时，常考虑患者主诉并进行物理检查。

引起肝病的坏习惯

过度饮酒、胡乱吃药、睡眠不足、整天抑郁，爱发怒、爱吃油腻、爱吃夜宵，抽烟、吸毒等。

护肝小常识

适当食用绿叶菜对肝脏非常有益，如菠菜，有养血止血、滋阴润燥、抗衰老及促进细胞生长作用；西兰花，可增进肝脏排毒功能，并提高机体的免疫力，减少乳腺癌的发病率等。

制怒，肝志为怒，怒则气上，当肝血不足时易上肝火，肝火如雷，适当发泄有疏散作用，过则伤身，当伤及肝而出现闷闷不乐时，就会出现烦躁易怒、头晕目眩，能诱发高血压、冠心病、胃溃疡等。

胆

胆为六腑之一，呈囊形，附于肝之短叶间，与肝相连。胆囊，是位于右方肋骨下肝脏后方的梨形囊袋构造（肝的胆囊窝内），有浓缩和储存胆汁的作用。肝和胆又有经脉相互络属，互为表里。胆囊主要功能为贮存和排泄胆汁，并参与食物的消化。胆囊疾病有急、慢性胆囊炎、胆囊结石、急、慢性胆管炎、胆道蛔虫等。

胆囊的保养

子时（23:00至01:00）胆经当令，胆汁推陈出新时，因此子时睡眠效果最好，可以起到事半功倍的作用。

拒绝油腻，少吃鸡蛋，少喝酒，多饮水，少吃引起胀气的食物。

小肠

小肠位于腹中，上端接幽门与胃相通，下端通过阑门与大肠相连，是食物消化、吸收的主要场所。小肠盘曲于腹腔内，分为十二指肠、空肠和回肠三部分。小肠内消化是至关重要的，因为食物经过小肠内胰液、胆汁和小肠液的化学性消化及小肠运动的机械性消化后，基本上完成了消化过程，同时营养物质被小肠黏膜吸收。

小肠的保养

未时（13:00至15:00）小肠经当令，小肠主吸收，这个时辰小肠开始活跃，小肠把胃腐熟的食物的精华通过吸收之后分配给各个脏器，所以午饭要吃多、吃好，这个好就是营养要相对较高。还有一点，心与小肠相表里，一般在这个时辰，有些人会出现胸闷的状况，可能是小肠出问题了，要注意对心的保护！小肠经在未时对人一天的营养进行调整，小肠分清浊，把水液归于膀胱，糟粕送入大肠，精华输送进脾。如小肠有热，人会咳而排气。

上腹部的瑜伽练习

练习此套动作，能够伸展四肢、扭转脊柱、挤压内脏，促进脾胃消化和吸收，放松背部肌肉，滋养脊柱神经，消除颈部、腰背部的疼痛；在扩张和挤压上腹部时，有益于肝、胆脏器的功能；能伸展胆经，帮助肝脏排毒，减少黄褐斑，按摩上腹部促进此部位的血液循环；对大小腿、髋部的肌肉有益；可消除腰部多余的脂肪。

【做法】

1. 两脚分开，约一条腿的长度，脚尖向前；吸气，抬两臂与肩平行（基本三角式），掌心向前，五指张开。

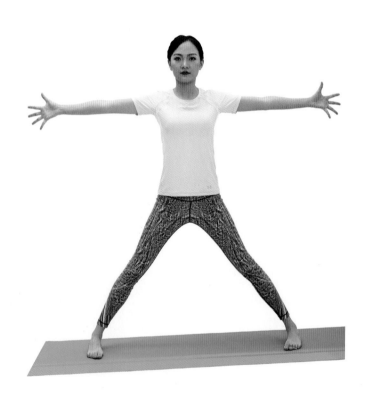

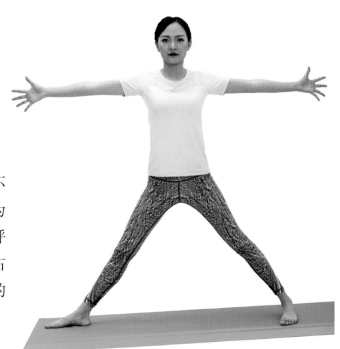

2. 保持身体不动，右脚以脚跟为轴，右转90°，呼气，身体水平向右侧伸展，两大腿的肌肉和臀肌收紧。

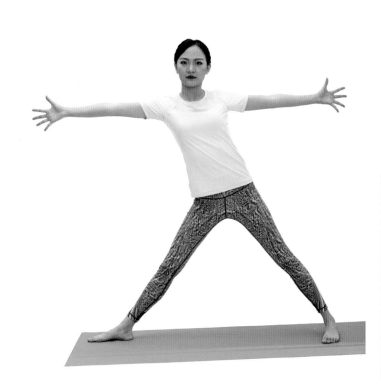

3. 身体向右侧弯腰的过程中，手臂伸直，腰的弯曲度不可过大；右手轻触小腿，眼看左手，身体在平面的状态下保持1分钟，自然呼吸。吸气，起身回位。

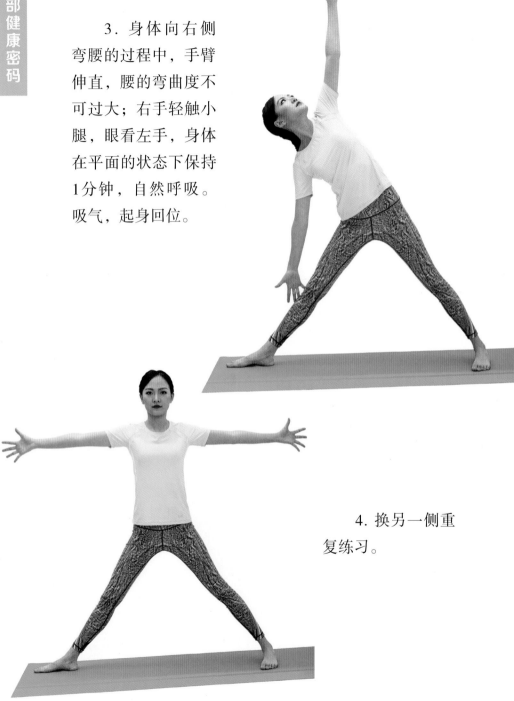

4. 换另一侧重复练习。

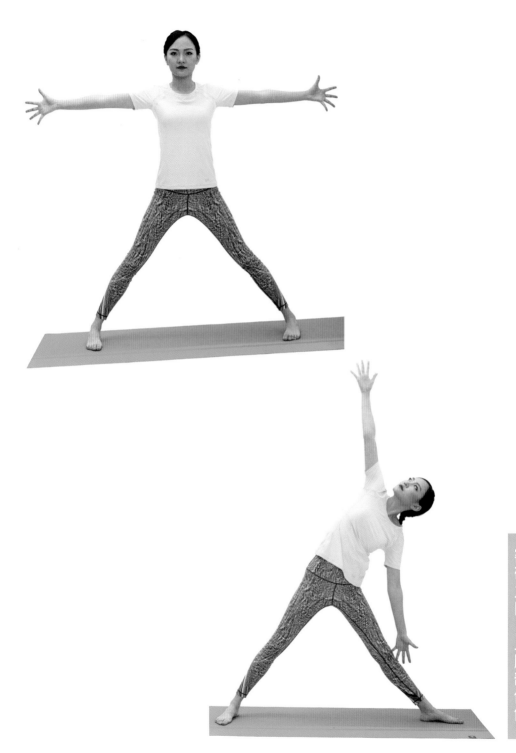

5. 两脚收回到与肩同宽，脚趾向前，并与脚跟在一条直线上。

6. 保持两臂侧平举并推掌；边呼气边将躯体转向右侧；把左手放在右肩上，并将右前臂放到后腰处；保持这个姿势，进一步缓缓地继续把脊柱向右侧转，重心均匀地压在双脚的整个脚掌上，身体不可前倾或后仰，保持1分30秒。保持正常的呼吸，每次呼气时再轻轻向后扭转。

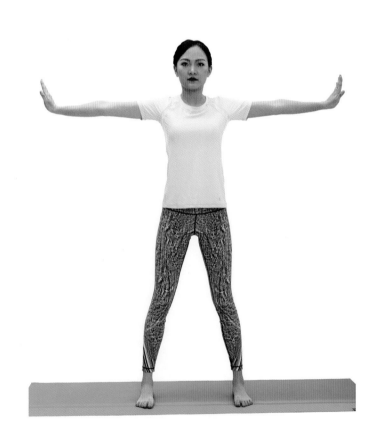

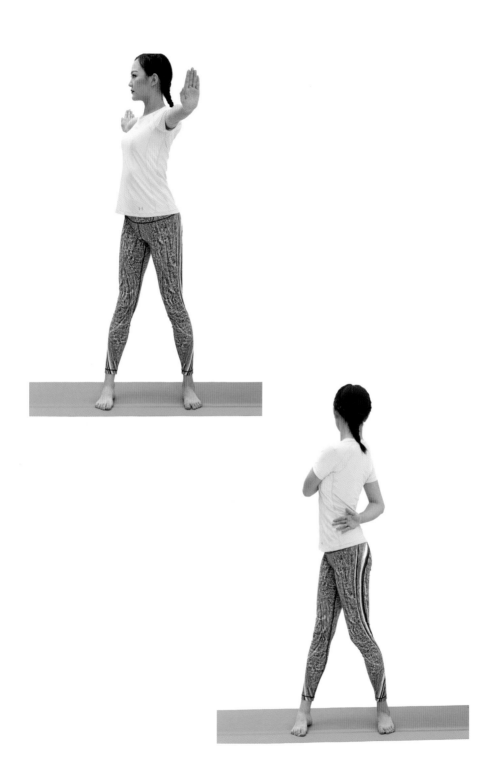

7. 转回时，先将肺部气体彻底呼出，边吸气边打开两臂，脊柱同时转回；再次呼气时做另一侧动作，保持同样的时间。回正后，两臂垂于体侧，两脚的姿势不变，放松。

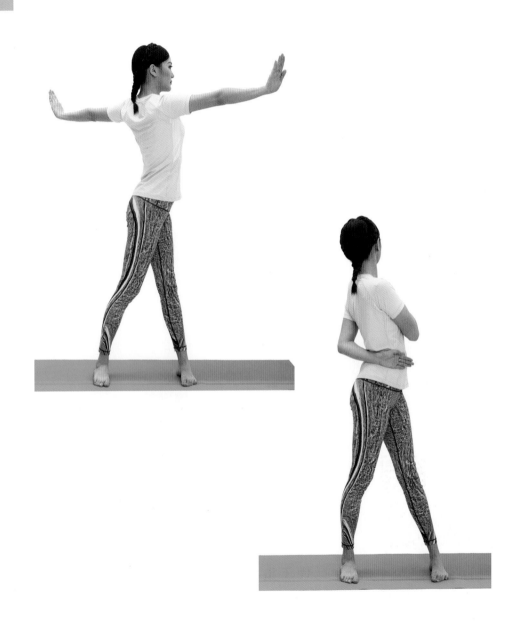

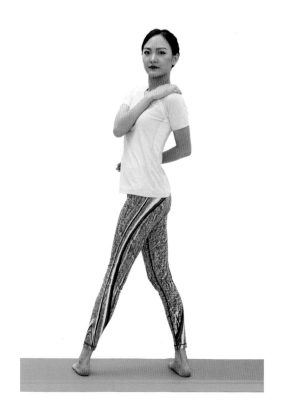

【注意】

腰椎间盘突出患者禁止练习。

扫描上方二维码，
可观看动作视频。

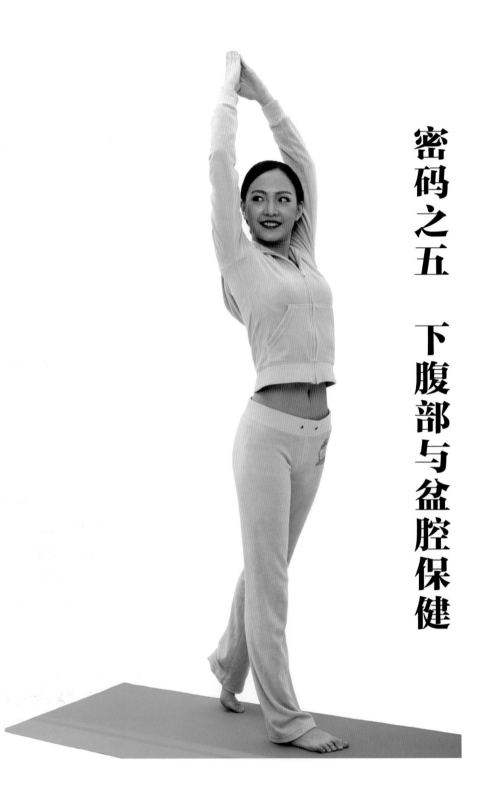

密码之五 下腹部与盆腔保健

下腹部包括内外生殖系统、排泄系统，这里主要关注排泄系统。肾脏及生殖系统的部分放在第七套腰部练习动作中讲解。

大肠

大肠位于腹中，分为盲肠、阑尾、结肠、直肠和肛管，全程形似方框，围绕在空肠、回肠的周围。大肠在外形上与小肠有明显的不同，一般大肠口径较粗，肠壁较薄。大肠为管道器官，是对食物残渣中的水液进行吸收、形成粪便并适时排出的脏器。大肠的主要功能是传化糟粕，小肠泌别清浊后所剩余下的食物残渣，需经大肠的燥化才能形成大便，大肠的这一功能是胃的降浊功能的延伸，同时与肺的肃降有关，所以人老体弱时由于肺气不足，会引起排便困难。

正常人排便一般为每日一到两次，2～3天或更长时间排便一次，排便量少且干硬常同时伴有排便困难为便秘，每日数次且稀薄为腹泻，便中黑血为肠出血，便后出鲜血多为痔疮。便秘多因气机郁滞、情志不遂、忧愁思虑、久坐少动、久病卧床等引起气机郁滞，致使大肠传导失职、糟粕内停，会形成秘结，即所谓"气内滞而物不行"。大便稀薄多为脾虚、肠炎、饮食不洁、受寒凉所致，肠内出血情况较为复杂应做详细检查，而痔疮更是常见病，很难根治。

给肠道洗洗澡

人体内80%的毒素都隐藏在肠道内，所以如果不定期给肠道洗洗澡的话，毒素长期累积体内就会让人出现口臭、便秘等症状。而平时要多吃蔬菜、水果等高纤维食物，还有豆类、糙米、全麦面包等粗粮，这些食物都有促进肠蠕动的功效，是清肠的最佳食物。只有让肠道运动起来，毒素才能被排除体外。

膀胱

膀胱是水液汇聚之所，有津液之府、州都之官之称，有化气行水等功能，膀胱的气化产生尿，身体水的代谢由膀胱负责。膀胱经是身体最大、最长的排毒通道，它是否通畅直接决定了人体净水和浊水的交换程度，与我们的身体健康息息相关。

膀胱保健常识

申时（15:00至17:00）保养膀胱为主。申时是精力充沛的时段，是一天当中的第二黄金时间，此时适当活动，可以疏通经络，改善心情，有助于晚上睡眠。此时，也应该适当饮水，因为人体的水分不足或过多都会致病，又因"肾主骨，肝主筋，肾水滋养肝木"，水少而木枯，水亏则肝病。要做到多排尿，常保膀胱空置状态，不憋尿。冬天容易感冒的人也与膀胱经有关。

肛门

肛门，即解剖学肛管。中医称肛门为"魄门"。老百姓将其称为屁眼。魄与粕通，传送糟粕，故名屁股或尻。《黄帝内经》中说："魄门亦为五脏使，水谷不得久藏。"明代医家张景岳说："虽储糟粕固由其泻，而脏气升降亦赖以调，故为五脏使。"即魄门（肛门）的启闭要依赖心神的主宰，肝气的调达，脾气的升提，肺气的宣降，肾气的固摄，方不失其常度。从以上可知，肛门是人体排除浊气，浊去新生的所在，既受脏气控制，也能影响脏气，常见疾病有肛裂、脱肛、肛瘘、痔疮、肛窦炎、肛门水肿、肛周脓肿等。

肛门收束法

瑜伽中的肛门收束法，就是中国传统的撮谷道，类似于现在的提肛运动。古人称肛门为"五谷残渣之道"，即谷道。撮，乃合之意。撮谷道，顾名思义就是将肛门聚合起来，是一种独特的养生之术。撮谷道可调节全身的气血阴阳，使血脉通顺，是谓："日撮谷道一百遍，治病消疾又延年"。唐代著名医学家孙思邈极为推崇此法，他在《枕中方》一书中说："谷道宜常撮。"

练习时，首先尽量放松全身，然后臀部、会阴部及大腿缩紧，舌抵上腭，向上收提肛门的同时吸气，然后慢慢呼气，缓缓放松肛门和全身。反复练习，100次为一组，每日做3~5组。

肛门收束法可按摩到会阴部的一些重要穴位，如会阴穴、长强穴、腰俞等，这些穴位是重要的经络节点，按摩这些部位，可加强生殖及排泄系统功能；缓解便秘和痔疮；对肛裂、溃疡、前列腺炎、慢性盆腔炎等疾病有益。肛门收束法对于治疗心理疾病的效果也很显著，可减轻心理抑郁；可使脐边下生命能量向上流动，从而产生活力；用于建立创造性活力和把性能量升华到高级中枢；可以获得对性的控制，减轻多种性功能相关的疾病；刺激盆腔神经，强壮性器官。

下腹部的瑜伽练习

这套动作是由瑜伽的洁肠法的两个姿势组成，用来按压下腹部的内脏，增强排泄功能，改善便秘、消化不良、胃胀气、皮肤晦暗、痤疮，增强消化，促进新陈代谢，补养和加强两臂、腰部、背部和髋关节；腹部脾阳增加，器官得到按摩；腰上围线的脂肪也得到减少和分散。

【做法】

1. 继续两脚分开、与肩同宽的姿势，可以将脚放平，也可用脚尖站立。

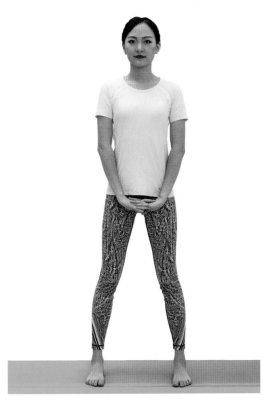

2. 双手十指交叉，翻转掌心向上，两臂向上抬起，上臂贴近双耳，向上伸展脊柱。

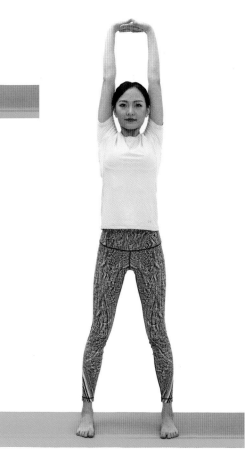

　　3.呼气时双腿、臀部肌肉收紧，上体自腰部水平向右侧弯；吸气，还原体位。呼气，换另一侧做同样动作，左右各做10次后，吸气，两臂再回到头的正上方。

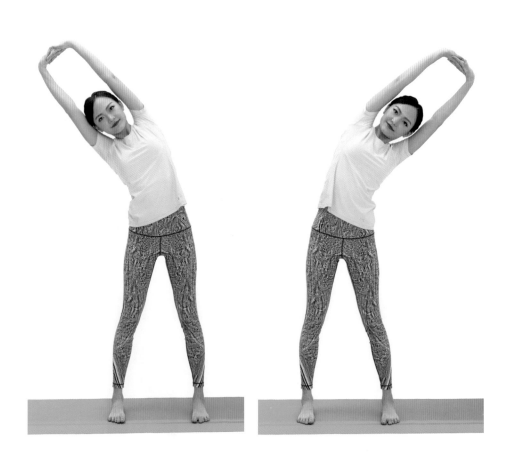

4. 呼气，自腰部向前、向下俯身，直至腰背、手臂与地面平行。此时，大腿前侧用力。

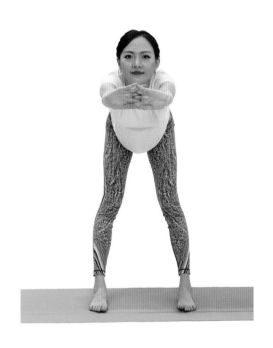

5. 调整一次呼吸后，再次呼气，手臂带动脊柱向右水平转动90°。吸气，身体回到正中；呼气，向左水平转动90°。重复做12次后，身体回到正中；吸气，立起上身；呼气，两臂由体侧推掌放落后放松。

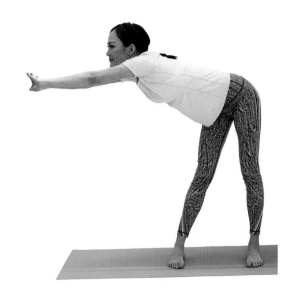

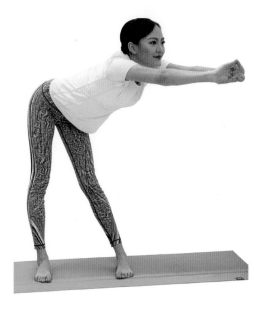

【注意】

1. 做此套动作时，即使控制不好平衡，每次也应尝试做几秒钟，逐步即可改善。

2. 腰椎间盘突出者慎做。

扫描上方二维码，
可观看动作视频。

密码之五 下腹部与盆腔保健

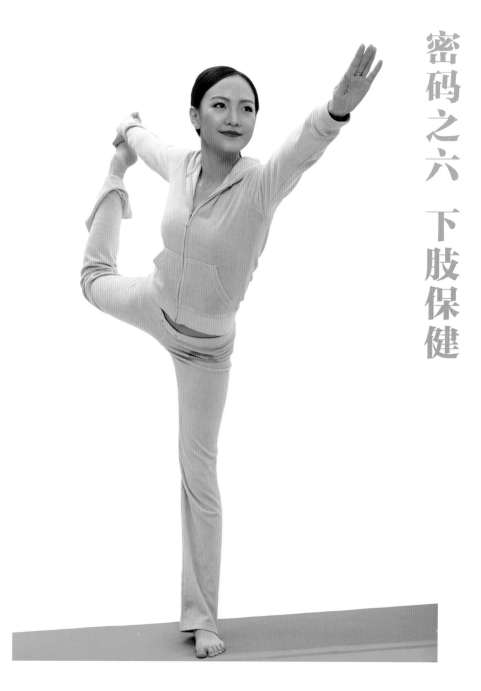

密码之六 下肢保健

下肢是指人体腹部以下部分，包括臀部、会阴部、大腿部、膝部、小腿部和脚。下肢具有支撑体重，使人直立行走、运动和位移的功能。在瑜伽练习中，下肢是人体在空间转移和变化及保持稳定平衡的基础。

腿

俗话说：人老先老腿。腿部肌肉力量差预示着步入老年后身体虚弱。腿部的健康体现着一个人的年轻程度，所以我们多注意腿部的变化。腿常抽筋大多是缺钙、受凉、局部神经血管受压引起。

脚

人类的进化使手脚分工，双脚不仅承担了全身的重量，还必须耐受额外的"重担"。当身体有异样，脚也可以反映出健康的变化，所以留心一下这个远离心脏却又十分重要的部位吧！

在正常情况下，轻触足部不会引起异常反应。若在触压足部时出现酸、麻、胀、痛等感觉时，应警惕身体患了某种疾病。如痛感与神经疾病有关；麻感多有皮肤疾患或血液病；酸感多见于外伤；木感可能有炎症；凉感则为风寒；跳感多为痉挛；胀感多为水肿等。足部呈现异常现象，可据此为线索，以期早日发现有关疾病。

正常的趾甲光滑、半透明、亮泽、略呈弧形，是健康的象征。趾甲变得不平，薄软，有纵沟，甚至剥落，说明营养不良；趾甲嵌入肉中或呈钩状，往往可能有多发性神经炎、神经衰弱或脉管炎等；趾甲凹凸不平时，应检查肝肾有无慢性疾患；趾甲变得青紫，常有循环系统障碍；趾甲苍白则可能有贫血；趾甲麻木为心血管疾病的表现。

下肢的瑜伽练习

这套动作由摩天式和蹲式组成。

摩天式：按摩脚趾的末梢神经，刺激到脚掌心的涌泉穴，促进双脚的血液循环，使双脚的皮肤变得光滑柔软，改善脚痛、脚冷、平足，增强平衡和身体的协调性，起到心肾相交作用。

蹲式：强健心脏，增强腿部力量，增强心肺功能。适当地练习这套动作会使我们的心跳加速，起到促进血液循环，加强两腿内侧、两膝、两踝、子宫等部位的肌肉力量；对孕妇有益。

【做法】

1. 山式站立，双手于体前十指交叉，翻转掌心向下。吸气，手臂向上举起，眼睛向前平视，上臂贴紧耳朵，手臂与耳朵在一条线并贴近耳线，上臂根处向上用力并收紧，手掌去推天花板。

2. 吸气，抬起脚跟，呼气，保持。抬脚跟时，重心向大脚趾的部位微微下压，整个身体的重心均匀地摊在双脚的脚掌上。此时，身体是完全垂直的，臀肌、大腿肌收紧，眼睛看向前方固定的一个点，神定在这个部位，自然呼吸，尽可能地保持这个姿势1分30秒。

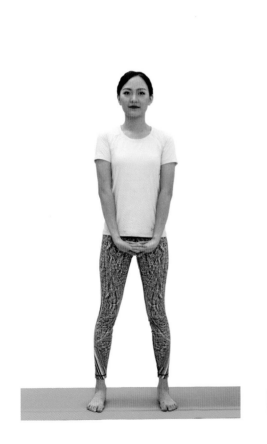

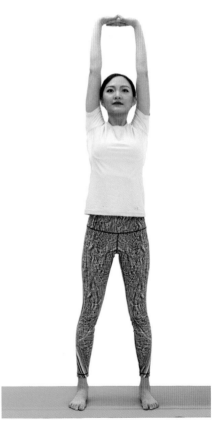

3.呼气，脚跟放落，眼睛平视前方；双手松开，两手掌根用力向两侧推，仿佛推着两侧的墙，慢慢地向下放，越慢越好，疏通手臂内侧的心包经和心经，可以很好地改善睡眠。调整一次呼吸，稍作放松。这个动作可以连续做3~5次，最后一次时，两臂由体侧放落，两脚分开，放松1分钟。

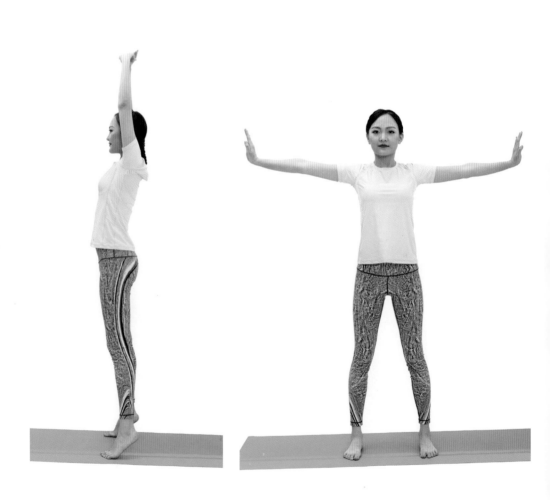

4. 两脚分开，脚跟间距略比肩宽，脚趾向外，双手于体前十指交叉，拇指轻轻相对。

5. 肩部打开，收臀肌，松腰沉胯，随着呼气两膝对着脚尖微微下蹲，静静地保持并体会收臀肌、收尾骨、肩部向后、背部去贴墙的感觉。

6. 在你的极限内尽可能地保持5～30分钟，累了就吸气起身。

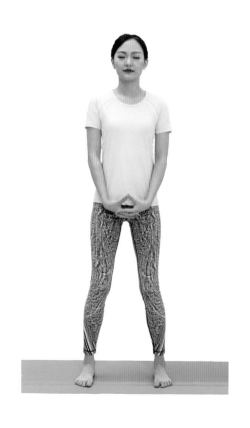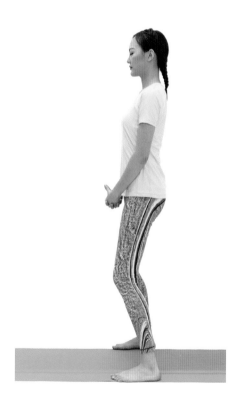

【注意】

膝关节有伤者，应在医生指导下练习；膝关节不能超过脚趾尖，两膝对着脚趾尖且在一条直线上，向外打开；下蹲的幅度，在自己的能力范围之内。

【重要提示】

以上六套动作练习完后，站立，两脚分开，两臂背在身后、两手相握，放松。

扫描上方二维码，
可观看动作视频。

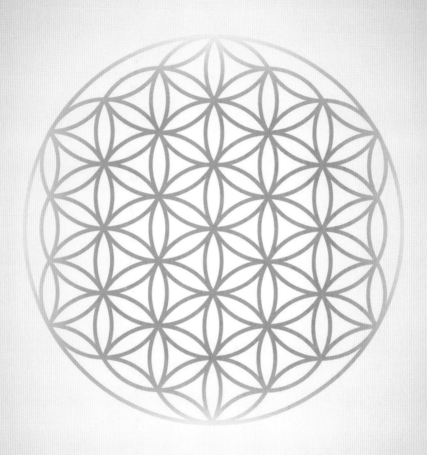

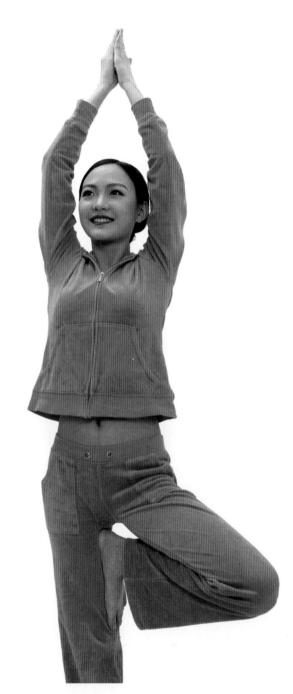

腰部是胯上肋下的部分，在脊柱的两侧，介于髋骨和假肋之间，是人类最易发病的部位。腰部最易出现的是腰部酸痛，有外伤性腰痛、肌肉劳损性腰痛、椎间盘突出性腰痛、内脏反射性腰痛、肾虚性腰痛等，是以下背、腰骶、臀部疼痛为主要症状的综合征，以中老年女性患者居多。一般来说，中医认为腰痛分为肾阳虚腰痛、肾阴虚腰痛和因膀胱经问题而引发的腰部酸痛，导致肾阳虚腰痛的原因大多为肾火（命门火）衰造成的阳虚证，或者是其他脏器阳虚所致。比如，用心力过度、想事情想得过多、房劳过度等会损伤肾阳。肾阴虚腰痛是因受寒而致，也有的是由于脾胃运作不正常，产生湿滞，从而约束了肾的功能所致。此外，膀胱经的问题也会引起腰部酸痛。

肾

一切生命活动的发生过程归为肾，肾位于腰部肾脏的位置，右肾由于肝脏关系比左肾略低。肾脏是在横膈之下，中医定义肾为腑脏阴阳之本，故称为先天之本；肾藏精，主生长发育和生殖，主水，主骨生髓，足少阴肾经与足太阳膀胱经相互络属于肾与膀胱，故肾与膀胱相表里。

护肾饮食

滋阴潜阳，少食生冷。养生应以补"黑"为主，应多吃一些黑豆、黑芝麻、黑米、黑木耳、发菜、海参等黑色的食物，这些黑色食物富含蛋白质、脂肪、氨基酸、维生素及人体所必需的钙、铁、锌、硒等矿物质，对人体健康非常有益。

肾的情志——恐

恐也有正邪之分，谨慎内守，敬畏之心，是神精足的表现；恐的邪像，惊恐外散。惊与恐密切相关，略有不同，多先有惊而继生恐，故常惊恐并提，但惊多自外来，恐常由内生。古代典籍中所说大怖生狂，是指突发性强烈的刺激（如观看恐怖片、看恐怖小说及探险活动所致）会使人体气血逆乱，惊则气乱，恐则气下，导致暴病的发生。

生殖系统的疾病多与情绪压抑、肾功能受损等有直接关系，也和脾、肝、冲脉、任脉等相关，肾气亏虚、气血不足，加上各方面的压力，令肝气郁结，以致气血运行不顺或气血亏虚。临床常见有气滞血瘀、寒凝胞，气血虚弱，湿热下注等症，调治以补肾、健脾、疏肝、调理气血为主。

腰部的瑜伽练习

练习这套动作，当身体做到位后，整个肾脏得到充分挤压，血液被排出；放回身体时，大量新鲜且富有营养的血液回流到肾脏，促进了肾脏的血液循环，交换了血液，清洁了肾脏。此套动作还能很好地改善颈椎问题和腰椎间盘突出；促进消化，增强食欲，并能矫正驼背含胸；增加脊柱的血液供应，滋养脊柱部位的神经，增强下背部和腰部的肌肉群及韧带；消除腰骶部的疼痛，使脊柱变得更富于弹性。这套动作对膀胱和前列腺也很有益，因而患有便秘、泌尿系统疼痛或月经周期不规则的人能够凭此练习而减轻或消除其症状；患有脊椎关节盘错位的人也曾因为经常练习这个姿势而体验到症状有所改善。

【做法】

1. 俯卧，两臂在身体两侧，脸转向一侧，保持自然匀速的呼吸。

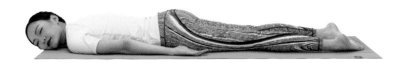

2. 屈双肘，双手托下巴。脚尖蹬地，两膝离地，臀肌、大腿肌收紧。整个过程中舌尖始终抵住上颚，保持1分钟，保持整个身体后侧肌肉收紧。

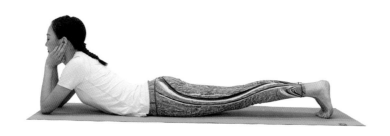

3. 吸满气后屏气，腰部用力，两臂向前抬起后自然呼吸，保持1分钟，两臂再次放回体侧。

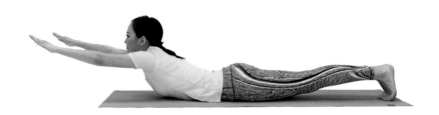

4. 再次吸气的同时抬起头、两臂和双腿，保持骨盆和腹部区域停留在地面上；伸直两腿，脚后跟不要高过臀部，两大腿的肌肉紧张起来，收紧臀部；两臂升离地面并向后伸展，这样也可以使上背部的肌肉得到锻炼；有规律地呼吸，并尽量保持这个姿势约1分钟。

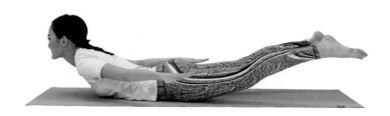

提示：开始时，你会感到很难做到把两腿升离地面，或很难把两腿和胸部全部升离地面。但是，如果你经常有耐心地尽力抬升（胸、腿）来练习这个动作的话，你的腰肌、腹肌就会逐步变得强壮有力，而你也会感到抬起双腿比较容易做到了。全蝗虫式是要用体力做的少数几个瑜伽姿势之一，因此，不要害怕用力。

5. 逐步将胸部、两臂和头部，最后是双脚放回地面上；全身放松约数秒钟。重复做这个动作共3次，每次1分钟。然后，俯卧放松，观察腰部30秒。

6. 双手重叠，额头放在手背上，用右脚的脚跟去敲打左臀部，左脚的脚跟去敲打右臀部，连续地敲打，慢慢用力并加快，一侧臀部敲打50次，两侧共100次。做完之后把手放在体侧，头转向一侧，脚跟自然外垂，闭上眼睛休息一会儿。

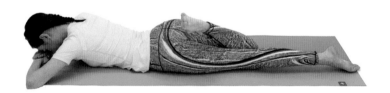

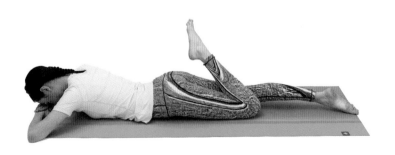

提示：练习这个动作时，虽然很多人的脚跟是够不到臀部的，但没关系，关键是在做这个动作的时候按摩到了腹部，能够促进大肠蠕动，进而整个腹腔器官都得到充分的按摩，能使排便通畅，并放松腰肌。

7. 右侧卧，右手手掌撑住头，左手放在体前，手掌扶地，保持身体在一条直线上，收紧臀肌，蹬双脚脚跟；吸气时右腿向后上抬起，保持1分钟，自然呼吸，稍作休息后，换另一侧练习同样时间。

8. 上方腿屈膝前落，双手掌重叠，脸转向一侧，顺势俯卧放松。

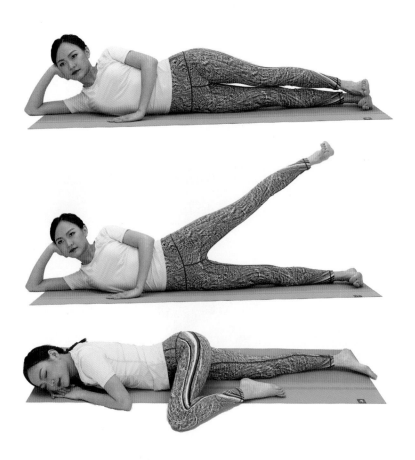

9. 仰卧，两手十指交叉枕在头下，屈双膝，使大腿尽量贴近腹部，用尾骨在垫子上顺时针画大圆，1分30秒后，再逆时针画同样时间，始终保持自然的呼吸。最后，将双腿伸直，两臂放于体侧，放松。

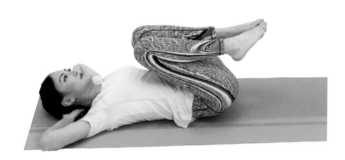

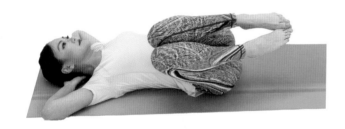

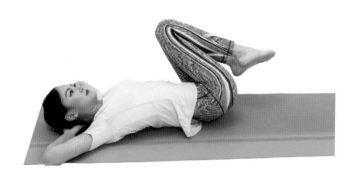

提示：尾骨画圆动作有利于整个盆腔的气血循环，放松了整个腰背肌肉，强壮坐骨神经，刺激长强穴。长强穴位于尾骨端下，尾骨端与肛门连线的中点处，此穴向人体体表输送阳热之气，解痉止痛，调畅通淋。长强穴有通任督、调肠腑作用，刺激此穴可改善女阴瘙痒，男性阴囊湿疹、前列腺炎、遗精、阳痿；改善小便黄闭、痔疮、脱肛、肠炎、痢疾、便秘、便血、癫痫、腰脊与尾骶部疼痛等。

扫描上方二维码，
可观看动作视频。

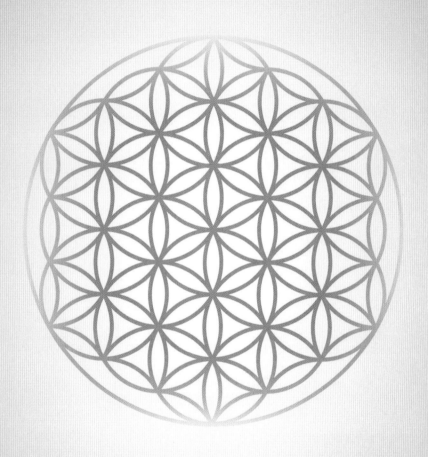

如何坚持瑜伽练习

相对而言，瑜伽是一种不容易中途放弃的练习，一旦接触瑜伽，可能在以后的很多年里你都会用到。但在繁忙的生活中，还是有很多人"三天打鱼，两天晒网"，这会让练习效果大打折扣。让你的练习成为一种习惯，并且找一些窍门让这种习惯变得容易实施，这就是坚持下去的核心所在。记住，坚持就是胜利！

1. 结伴练习

健身的人都知道，跟朋友一起去健身，大家兴致更高、劲头儿更足。如果能和家人或朋友一起练习瑜伽，一定要好好组织一下。特别是和家人一起练，瑜伽中有很多练习是适合男人和小孩的，很多家长都反映，在和孩子一起练瑜伽之后，亲子关系更为融洽。一家人在练习中相互支持、相互鼓励，其乐融融，共同受益。

2. 选择多种体位法

人的身体会在几周之后适应某种运动形式。这段时间就是"运动周期"，过了这段时期，很难再收获明显的效果，除非你做出改动。瑜伽在这方面具有天然的优势，层出不穷的体位法，同样的功效也有好几种姿势可供选择，轮番练习，不怕热情消退。

3. 保证一定的练习频率

每周只健身1～2次的人比每周健身3～4次的更容易半途而废。因为健身频率比健身时间或运动形式更能影响到你的健身毅力。如果你不能天天练习瑜伽，可以隔一天进行一次或隔两天进行一次，一定要保持一种大致均匀的频率。

4. 制订备用方案

意外情况经常有机会打断你的练习计划，你大可不必因为错过了一两次练习而感到愧疚，但也不要心安理得地一再错过。借助备用方案来让你的练习持续下去，比如，本来安排的是户外练习，可以转到室内进行；原计划早上进行的练习，可以改到傍晚练习。瑜伽对场地的要求不高，只要有一块瑜伽垫，别的就好办了。甚至做家务、看电视时，也有很多动作可以同时进行。

5. 制定适合自己的目标

设定一个目标无疑可以帮助你更好地把练习坚持下来。短期目标应该是短期、具体而现实的，而且如果你很轻松地就达到了这个目标，那么应把目标定得更高，并且每过一个月就核查一次，以确保没有偏离正确的方向。

6. 记录自己的进步

研究发现，坚持节食或记录健身日志的人更容易瘦身。瑜伽练习也是一样，记录可以帮助你反观过去、设立新目标。有记录习惯的人进步更大。

7. 试试"微型"的练习

随时随地动一动。如果你的时间实在太少，可以每天只抽出10～15分钟来运动，以保持身心处于一个良好的状态。你可以选择在清晨用5分钟的时间来练习瑜伽呼吸法，或是某一种体式，虽然每天只做一遍微型运动，但有助于强化你的健身习惯，如果每天能有时间做三遍，还有助于减掉多余的体重。

8. 学着给健身留出时间

在计算机上贴上及时贴或设定闹钟，让它每天提醒你在固定的时间健身。当你每天在相同的时间做相同的事时，就能逐渐养成习惯。一旦形成了固定的模式，每天的健身就会和吃饭、睡觉一样重要了。在早上健身的人会比在午后或晚上健身的人获得更好的效果，因为人在早上精力会更集中，体力也更充沛，应该在健身效果最好的时间段来健身。

9. 时刻勉励自己

"坚持运动健身一年，就去旅行"，可以这样奖励自己。比起从不奖励自己的人，经常奖励自己的健身者，坚持经常健身的时间比不奖励自己的要长两倍。生活中任何重要的事物都可以和健身结合起来。

健康饮食方式

适量富含纤维素的食物

随着生活水平的提高，食品加工越来越精细。我们在享受美味佳肴的同时，经常忽视一种对人体健康至关重要的营养成分——膳食纤维，摄入的糖、脂肪、蛋白质越来越多，膳食纤维却越来越少。

膳食纤维被称为第七大营养素，它能帮助排除毒素，是清洁身体的忠诚卫士。膳食纤维素具有良好的吸水和膨胀功能，刺激肠蠕动，缩短食物在大肠里停留的时间，阻断人体对它们的过量吸收，促进排便。它的吸水率高达10倍，吸水后使肠内容物体积增大，使大便变松、变软，通过肠道时会更顺畅、更省力。膳食纤维作为肠内异物能刺激肠道的收缩和蠕动，加快大便排泄，起到治便秘的功效。

膳食纤维吸水膨胀后增加胃的自然饱食感，减少食物的过量摄入，利于减肥及调节血糖，而且膳食纤维素可提高胰岛素受体的敏感性，提高胰岛素的利用率。膳食纤维素能包裹食物的糖分，使其逐渐被吸收，有平衡餐后血糖的作用，从而达到调节糖尿病患者的血糖水平，治疗糖尿病的作用。

纤维素特有的吸附作用可以吸附人体内的过量脂肪，从而改善血清胆固醇、高密度脂蛋白胆固醇和血清甘油三酯，降低血脂；胆固醇和胆酸的排出与膳食纤维有着极为密切的关系。膳食纤维可与胆酸结合，而使胆酸迅速排出体外，同时膳食纤维素与胆酸结合的结果，会促使胆固醇向胆酸转化，从而降低了胆固醇水平。

膳食纤维素能够吸附离子，与肠道中的钠离子、钾离子进行交换，从而降低血液中的钠钾比值，从而起到降血压的作用。

膳食纤维还可以及时清除体内毒素在肠壁的蓄积，阻断肠道细胞产生癌变。结肠中一些腐生菌能产生致癌物质，而肠道中一些有益微生物能利用膳食纤维产生短链脂肪酸，这类短链脂肪酸能抑制腐生菌的生长；胆汁中的胆酸和鹅胆酸可被细菌代谢为细胞的致癌剂和致突变剂，膳食纤维能束缚胆酸等物质并将其排出体外，防止这些致癌物质的产生；膳食纤维能促进肠道蠕动，增加粪便体积，缩短排空时间，从而减少食物中致癌物与结肠接触的机会；肠道中的有益菌能够利用膳食纤维产生丁酸，丁酸能抑制肿瘤细胞的生长增殖，诱导肿瘤细胞向正常细胞转化，并控制致癌基因的表达。世界权威机构——世界粮农组织要求：成人每日的纤维素摄入量最低警戒线为27克；中国营养学会建议膳食纤维每日摄入量为25～30克。但实际上人们通过饮食补充足量的膳食纤维素比较困难，一般来说，人体每日实际的纤维素摄入和推荐用量相差10～15克之多。

适量富含维生素的水果和蔬菜

我们的肠道里至少会积存3～13公斤的废物，如果这些毒素在肠内一再被吸收，最后就会影响身体的健康。正因为如此，我们的身体就需要定期清除毒素。水果和蔬菜是我们所需维生素的主要来源，维生素有水溶性和脂溶性之分，它们是人类健康所不可缺少的，被誉为"健康的使者，美丽的源泉"。

维生素C和维生素E是非常好的抗氧化剂，能够保护机体，阻止自由基在体内发生化学反应，既能使体内少产生毒素，又促进毒素排出，还有抗老防衰作用。

选择蔬菜的原则以根、茎、花、果四大类为主。这四大类的蔬菜农药比较少，且含有高度的矿物质，能量也特别高。至于叶菜类和芽菜类也是很好的食物，但它们不适合病人在康复期使用（尤其是居住在长江以南的病友）。另外，女性不可以生食白萝卜，最好是带皮、连叶一起煮着吃。

水果含有丰富的膳食纤维，这种膳食纤维在肠道内不易被消化吸收，能促进肠道蠕动，有利于通便。水果含较多的果胶，这种可溶性膳食纤维有降低胆固醇作用，有利于预防动脉粥样硬化。果胶还能与肠道中的有害物质（如铅）相结合，促使其排出体外。

人体体液中，氢离子不断产生和释放。人体体液的酸碱度即pH值，用氢离子浓度指数来表示。当人体体液pH值经常保持在7.4左右时，称为酸碱平衡。只有体液保持酸碱平衡，人体组织中酶的活动和生化过程才能正常进行，才能保证各脏器正常的生理功能。如果在较长时间内体内酸性物质过多，氢离子浓度就会下降，如果pH值降低到低于7.32时，人体会出现酸中毒症状，就容易患糖尿病、肾功能衰竭、胃肠炎、厌食、出血、休克及肺气肿等病症。反之，如果体内长期碱性物质过多，氢离子浓度升高会导致碱中毒，当pH值超过7.47时，人就会出现消化系统及肌肉系统疾病。

为了使身体机能更好地运转，人体细胞能很好地执行任务，就要求身体内的酸碱度保持平衡。正常情况下，我们的机体可以很聪明地调整体内的"环境"，自身恢复酸碱平衡的状态，进行正常的新陈代谢。然而，在我们的日常生活中，随着不断增加酸性成分的输入，如大量的肉类、香肠、快餐食品、甜食、咖啡、尼古丁、酒精等，加上缺乏运动、心理压力过大等造成的身心高度紧张，摄入往往大于自身的废物排出。于是，这些造成酸性、毒性代谢缓慢的物质阻塞在体内，变成非常难溶解的盐类存于我们的脂肪细胞和结缔组织中。

以下将平时经常食用的一些食物的酸碱性列出，以供大家参考。

肉类：猪肉（酸性）、鱼（酸性）、牛肉（酸性）、鸡肉（酸性）、鸭肉（酸性）、猪肚（酸性）、甲鱼（酸性）、贡丸（酸性）、带鱼（酸性）、大排（酸性）。

蔬菜：西红柿（碱性）、韭菜（碱性）、笋（碱性）、大蒜（碱性）、大豆（碱性）、毛豆（碱性）、四季豆（碱性）、茄子（碱性）、包心菜（碱性）。

水果：西瓜（碱性）、橘子（碱性）、哈密瓜（碱性）、梨（碱性）、草莓（碱性）、苹果（碱性）、葡萄（碱性）。

其他：米饭（酸性）、面（酸性）、油（酸性）、糖（酸性）。

从以上我们发现，肉类都是酸性食物，蔬菜和水果大部分是碱性食物。食物的酸碱性并不是凭口感，而是食物经过消化之后在体内吸收代谢后的结果。所以，平时吃起来酸酸的食物，如橘子，用pH试纸测定却是碱性的。如果食物代谢后所产生的磷酸根、硫酸根、氯离子等离子比较多，就容易在体内形成酸，而产生酸性反应。如果产生的钠离子、钾离子、镁离子、钙离子较多，就容易在体内产生较多的碱，形成碱性反应。这和食物中的矿物质含量有关，一般来说含有硫、磷等矿物质较多的食物是酸性食物；而含钾、钙、镁等矿物质较多的食物为碱性食物。

爱上素食

口臭、便秘、肠胃不适……都市人经常为这些问题烦恼，为了解决这些问题，不乏四处寻医问药者。其实，很多时候是求人不如求己，从自己的生活习惯、饮食习惯入手，或许这才是长久之计。

现在，有人已经把解决问题的方向转向自身，从吃"素"入手，来解决身体的这些毒素。素食营养最容易消化和吸收，一切肉食在胃中不易消化，甚至进入大肠时尚有大部分未消化或半消化，因此肉食动物在大肠中腐化极盛，且多带毒性，对人体有害。反而一切果蔬谷类的营养最易消化、最容易直接吸收，植物中的纤维素也能防止便秘的发生。

素食被很多爱美人士奉为有效的内服"美容"圣品，这种说法不无道理。素食可使人体血液里的乳酸大为减少，将血液里有害的污物清掉，起到排毒养颜的作用。水果、蔬菜中含有大量的

健康饮食方式

维生素A、维生素C、维生素E、植物蛋白等，对于皮肤美白、抗氧化、延缓皮肤衰老都有明显的作用，并且能减少子宫癌、乳腺癌的发生。

高脂肪是癌症发生的源泉。脂肪在人体内堆积，不能进行有效的消化，从而转化成有害的物质，刺激人体细胞，产生不良反应，同时还可促使人体产生大量的雌激素，导致子宫癌和乳腺癌。脂肪中的甘油三酯和胆固醇与冠心病和高血压的发病密切相关。组成脂肪的脂肪酸有两种形式，饱和脂肪酸和不饱和脂肪酸。肉食品中多含有饱和脂肪酸，能使胆固醇升高，而植物中多含有不饱和脂肪酸，能使胆固醇降低。所以女性吃素，可以减少女性常见肿瘤，如子宫癌、乳腺癌等的发生，减少冠心病和高血压的发生率。

多吃素食是非常好的，素食中不含动物脂肪，热量低，对保持适当的体重及减肥很有帮助。欧美最新的营养学已抛弃动物性食物的高热量学说，而以"低热量"为目标，发展到素食主义。素食能使血液变为微碱性，使身体的新陈代谢作用活跃起来，得以把蓄积在体内过多的脂肪及糖分燃烧掉，自然地治愈肥胖，起到减肥美体的功效。

素食能减少动物毒素的吸收及减缓衰老。动物被屠宰时，因愤怒、恐惧、哀伤、痛苦、挣扎，会产生大量有毒的分泌物，人食其肉，不知不觉地把这些毒素也吃进自己体内，加重肾脏、肝脏等排毒器官的负荷，使人既容易患病又容易衰老，类似于机器用得太多或不当会需要更多保养，寿命也短些。吃动物时也把动物的激素、荷尔蒙一同吃进肚里，使人容易暴躁和发脾气。反之，素食者大都性格温顺，时常保持心平气和，就好比大象、长颈鹿等食草动物一样，不恃强凌弱。

素食令人心平气和、头脑清醒。动物脂肪会阻塞血管，会产生胆固醇，令身体（包括脑部）老化。素食者的血液清洁，脑力也大为提高。

瑜伽对素食极为推崇，资深瑜伽导师大都是素食者。对于我们而言，大多数人还只是瑜伽爱好者，要一下子成为完全的素食者很困难，但是逐渐减少肉食的摄入或在某些时间吃素，还是容易做到的。持之以恒，你就能深切感受到吃素对身体健康有多好了。

尽量生食

生食就是在短则一天、长则一个星期内只吃生鲜、纤维素丰富的蔬菜水果和干果，同时配上大量的清水。"烹调实际上有八大代价：破坏营养、产生毒素、削弱免疫、增加代谢负担、破坏原味、浪费时间、浪费燃料、浪费调料。"生食可避免上述代价。生食的对象一般是新鲜蔬菜、水果、蔬果汁、坚果等，因为不经过高温烹饪，所以必须注意选取洁净无污染的食材。

生食所进食的蔬菜很丰富，营养也不缺，所以是一种净食，可以延续10～20天。如果已经能够坚持吃到10天，对你的身体会有很大益处的，也会使你以后患严重慢性病的可能性降到很低。身体有很严重疾病的，比如皮肤病、关节问题、糖尿病、痛风、高血压、癌症、红斑狼疮等，都会从生食中受益。

　　生食的方法用于减肥是最安全而快速的，皮肤也顺便变得有光泽了，口腔里面的异味也同时消失，然后肠道里面的垃圾可以得到很好的清理。注意，果菜汁排毒的关键在于，喝的速度必须是慢慢的。别喝得太快，否则你可能会很容易感觉到饥饿而放弃。另外，排毒的人最好能找一个空气比较好的地方去进行，同时在排毒的时候要尽量去调整呼吸，尽量深度呼吸，可以借鉴瑜伽的呼吸练习，效果会更棒。

健康认识误区

1. 不吃早餐

不吃早餐的人通常饮食无规律，容易感到疲倦，头晕无力，天长日久就会造成营养不良、贫血、抵抗力降低，严重者会产生胰、胆结石。

2. 空腹吃甜食（糖）

饭前1小时禁食甜食。甜食可以延缓胃肠道的蠕动和排空，抑制食欲。另外，空腹状态下吃甜食，会导致胃肠胀气、胃酸分泌过多，出现恶心、反酸和烧心感。越来越多的证据表明，空腹吃糖的嗜好时间越长，对各种蛋白质吸收的损伤程度越重。由于蛋白质是生命活动的基础，因而长期空腹吃糖，更会影响人体各种正常机能，使人体变得衰弱以致缩短寿命。

3. 吃得太精细

精加工食品中很少含有纤维素，纤维素是最好的肠道"清道夫"，它可软化大便，促进肠道蠕动，预防便秘；还可以缓解痔疮与肛裂症状。因此，吃得过于精细容易导致体内纤维素缺乏，引起慢性便秘。

4. 经常吃茶蛋

茶叶中含有生物碱成分，在烧煮时会渗透到鸡蛋里，与鸡蛋里的铁元素结合。这种结合体，对胃有很强的刺激性，久而久之，会影响营养物质的消化吸收。

5. 饭前饭后喝茶

饭前半小时和饭后1小时之内都不宜喝茶。茶叶中含有大量的单宁酸，饭后喝茶，会使胃中未来得及消化的蛋白质同单宁酸结合成一种不易消化的凝固物质，影响蛋白质的消化和吸收，造成消化不良、营养障碍和贫血等。如果饭后喝了用15克干茶叶冲泡的茶水，会使食物中铁的吸收大幅降低。

6. 饭后立即吃水果

饭后吃水果往往是在吃饱或吃得过饱的基础上，再添加食物，就会导致摄入热量过多。这部分的热量几乎全部被储存，容易导致体重超重和身体肥胖。

7. 饭后立即吸烟

饭后胃肠蠕动加强，血液循环加快，这时人体吸收烟雾的能力进入"最佳状态"，烟中的有毒物质比平时更容易进入人体。

8. 饭后松裤带

饭后松裤带可使腹腔内压下降，消化器官的活动与韧带的负荷量增加，从而促使肠子蠕动加剧，易发生肠扭转，使人腹胀、腹痛、呕吐，还容易患胃下垂等病。

9. 饱食

饱食容易引起记忆力下降，思维迟钝，注意力不集中，应激能力减弱。经常饱食，尤其是过饱的晚餐，因热量摄入太多，会使体内脂肪过剩，血脂增高，导致脑动脉粥样硬化。还会引起一种叫"纤维芽细胞生长因子"的物质在大脑中数以万倍增长，这是一种促使动脉硬化的蛋白质。脑动脉硬化的结果会导致大脑缺氧和缺乏营养，影响脑细胞的新陈代谢。经常饱食，还会诱发胆结石、胆囊炎、糖尿病等疾病，使人未老先衰，寿命缩短。

10. 吃太咸的食物

影响血压的主要是钠，盐的主要成分就是钠。钠在人体内滞留，容易形成或加重高血压和心脏病。但是钠不仅存在于食盐中，而且存在于味精、鸡精等调味料中。这些调味料在烹调的时候放太多也会让机体的钠摄入超标而影响血压。

11. 吃夜宵

经常在夜间进食，胃黏膜的再生和修复不能圆满地进行。此外，吃过夜宵再睡眠，食物较长时间在胃内停留，会对胃黏膜造成长时间刺激，导致胃黏膜受损，甚至溃疡，因而引起消化不良、功能紊乱。

12. 大量储藏食物

因为忙碌或是懒惰，很多人一次买很多食物塞进冰箱。食物储藏的时间越长，接触空气和光照的面积就越少，营养素也就损失得越多。绿叶蔬菜每多放一天，维生素就会减少10%；菠菜在室温下放4天，叶酸会损失50%；而鱼在冷冻室放上3个月，维生素A、维生素E的损失也在30%左右。

13. 喜欢吃各种肉

肉类都是酸性食物，吃很多酸性食物时人体血液也会偏酸。身体会用体内的碱性成分钠和钙来中和体内过量的酸，造成这两种营养素的损失。所以最好在吃肉的同时吃点新鲜蔬菜和水果。

14. 生肉吃不完再冻起来

大块的肉解冻后切下要用的部分，把剩下的再冻起来，这样的事你做过吗？反复冷冻鱼和肉会导致蛋白质、维生素等各种营养素的流失，还可能增加细菌污染的危险。最好在肉新鲜的时候切成小块，分别包装，吃多少取多少。

15. 煮饭时间长了好吃

煮饭、炒菜时间越长，温度越高，各种营养素的损失就越多。蒸煮时间最好控制在20分钟左右，避免煎炸，煮肉不要超过2小时。

16. 铜锅和铝锅也很好用

铝锅加热时会增加维生素C的流失，铜则被叫作"维生素的敌人"。铁锅烹饪西红柿、柠檬等酸性食物，会使活性铁的吸收量增加10倍，对身体健康有益。不锈钢、铁、玻璃都是不错的餐具选择。

17. 菜叶子不好吃

我们经常把芹菜叶、莴笋叶扔掉。实际上，蔬菜的外皮和叶子有丰富的营养素，比如莴笋叶的胡萝卜素和钙的含量比茎部高5.4倍。

18. 酒后用茶解酒

茶会使人兴奋。酒精本身就可以令人兴奋，再加上茶，会让人在短时间内感觉精神亢奋，而之后会感觉非常疲劳，对肾脏和心脏损伤都很大。

19. 起床就吸烟

刚睡醒后，人体各脏器需要一段时间才能进入到工作状态。这时候吸烟，无法令肺部对尼古丁进行很好的过滤。同时，经过一夜的能量消耗，各个脏器对于营养的需求也是处于高峰阶段，这个时间内摄入的各种物质机体都会迅速吸收，对尼古丁也一样。

20. 起床立即叠被

人的身体也会排出许多垃圾。在一夜的睡眠中，人体的皮肤会排出大量的汗液，被子不同程度地受潮。人的呼吸和分布全身的毛孔所排出的化学物质有140多种，从汗液中蒸发的化学物质有150多种。被子吸收或吸附水分和气体，如不让其散发出去，起床就立即叠被，易使被子受潮，也易被人体排出的化学物质污染。

21. 枕着手睡觉

枕着手睡觉，除影响血液循环，引起上肢麻木、酸痛外，还易使腹内压升高，久而久之还会产生"返流性食道炎"。

22. 坐着睡

人们工作累了，经常就坐着或趴在桌子上睡一会儿。这样会使心率减慢、血管扩张，流到各脏器的血液也就少了。再加上胃部消化需要血液供应，从而加重了脑缺氧，会导致头晕、耳鸣的出现。

23. 饭后即睡

饭后即睡会使大脑的血液流向胃部，由于血压降低，大脑的供氧量也随之减少，造成饭后极度疲倦，易引起心口灼热及消化不良，还会发胖。如果血液原已有供应不足的情况，饭后倒下便睡，这种静止不动的状态，极易导致中风。

24. 睡前不洗脸

留在脸上的化妆品、尘土和分泌物等在睡前不洗掉，会引起粉刺、针眼之类的炎症，还能使眼睛发炎，引起皮肤过敏反应。

25. 睡懒觉

睡觉时间过长使大脑皮质抑制时间过长，天长日久，可导致理解力和记忆力减退，还会使免疫功能下降，扰乱身体的生物节律，使人懒散，产生惰性。

26. 长时间洗桑拿

桑拿过后身体会排出大量的汗液，体重减轻了，但这只是一个暂时的现象。因为减的是水，不是脂肪。而且桑拿时间越长，皮肤越容易受到排汗又收缩的伤害，导致更快地松弛衰老。

27. 上厕所看书

坐在厕所里阅读，由于全神贯注地看书，老想着书中的故事情节，很容易忽略直肠及肛门区对"便意"的感受，其后果是出现功能性的便秘、便结。当便秘时就会去强行挣便，促使直肠下段及肛门区静脉淤血加重。肛周静脉淤滞及扩张的结果是发生痔疮，继而出血及脱垂。

28. 生活过度紧张

从事脑力劳动和做生意的一些中青年人，他们的生命机器在整日超负荷运转，由于他们在心理上的竞争欲强，在生理和心理方面皆承受着巨大的压力。过度的脑力和体力劳动后，随之而来的是抗疲劳和防病能力的减弱，进而可能引发多种疾病。

29. 边吃东西边玩电脑

进食时身体的血液大部分会集中在肠胃，以更好地进行食物的消化和吸收，在这个时候上网聊天或是玩游戏，就会影响肠胃的消化功能，长时间更会引发消化不良。

30. 跷二郎腿

跷二郎腿会使腿部血流不畅，影响健康。如果是静脉瘤、关节炎、神经痛、静脉血栓患者，跷腿会使病情更加严重。尤其是腿长的人或孕妇，很容易得静脉血栓。

31. 赌博

长期赌博使中枢神经系统长期处于高度紧张状态，会增加心血管疾病的发病率，还会患消化性溃疡和紧张性头痛。

32. 胸前口袋放手机

手机装在上衣左边的口袋里会紧贴着心脏，手机辐射可能对心脏有影响。手机辐射非常不利于人体健康。

33.眯眼看东西

眯眼看东西或揉擦眼睛眯眼看东西，眼角易出现鱼尾状皱纹。习惯性眯眼还可使眼肌疲劳、眼花头痛。揉眼时，病菌会由手部传染眼睛，导致发炎、睫毛折断或脱落。

34.强忍小便

强忍小便有可能造成急性膀胱炎，出现尿频、尿痛、小腹胀痛等症状。科学家发布的一份研究报告指出，有憋尿习惯的人患膀胱癌的可能性比一般人高5倍。憋尿时，膀胱贮存的尿液不能及时排出，形成人为的尿潴留。如经常憋尿，就会使括约肌和逼尿肌常常处于紧张状态；如果憋尿时间过长，膀胱内尿量不断增加，还会使内压逐渐升高，时间长了就会发生膀胱颈受阻症状，造成排尿困难、不畅，或漏尿、尿失禁等问题。在尿潴留时还易引起并发感染和结石，严重时会影响肾功能。

35.宿便

宿便是由于不按时大便，肠管内长期停滞淤积的陈旧大便。宿便可产生毒素，宿便中的毒素被肠道反复吸收，导致痤疮、腹胀腹痛、口臭、痛经、月经不调、肥胖、心情烦躁等症状。宿便引起肛肠疾患，如直肠炎、肛裂、痔疮等。一部分严重便秘者易患结肠癌。宿便还可诱发心、脑血管疾病发作。

36. 不爱喝水

由于工作和学习时精神高度集中，很容易忘记喝水，造成体内水分补给不足。而且人往往以饮料取代水，尤其在夏天更是严重，不但不能解渴，反而严重影响身体机能，体内水分减少，血液浓缩使黏度增大，容易导致血栓形成，诱发脑血管及心血管疾病，还会影响肾脏代谢功能。因为在整个代谢过程中，水分协助人体有毒物质及废物的排出，当饮水量减少，可能使尿液变浓、细菌繁殖迅速，导致膀胱发炎。

作者图书推荐

七十二候是中国的古圣先贤结合天文、气象、物候知识指导农事活动的历法。五日为一候，三候为一气，六气为一时，四时为一岁。一年二十四节气、七十二候。《七十二候养生瑜伽》顺应一年七十二候的特点，结合情绪管理法、饮食调理和简单的养生方法，根据瑜伽体式的功效与特性编排为72式。每候一式，每天只需3～5分钟，日日习练就能达到调整身心状态的效果。

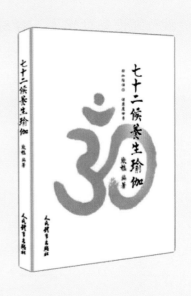

这本书前有张梅老师的切身感悟，后有九位典型学员的瑜伽习练分享，每一气候介绍当下的特点，精心设计相应的瑜伽动作或调息方法，提示有练习效果和禁忌。为了体现《黄帝内经》中描述的春生、夏长、秋收、冬藏四季特色，图片模特衣着青、红、白、黑四套服装，以契合中医脏腑阴阳平衡理论。作者以平实、凝练的语言，雅致、清逸的风格，为读者奉献一本唯美的充满中国传统文化气息的瑜伽书。适合零基础学员开始练习，是普通大众改善身心健康的瑜伽练习书，也是瑜伽爱好者不可多得的养生保健指导书。